ENVEJEZCA CON DESVERGÜENZA

EL RESTO DE SU VIDA
ES LO MEJOR DE SU VIDA

Brown, David, 1916-2010

Envejezca con desvergüenza, el resto de su vida es lo mejor de su vida / David Brown ; traductora Rosario Casas Dupuy. -- Editora Mireya Fonseca Leal. -- Bogotá : Panamericana Editorial, 2010.

156 p. ; 23 cm. -- (Agenda de hoy)

Incluye bibliografía e índice.

Título original : The rest of your life is the best of your life.

ISBN 978-958-30-3496-1

1. Vejez - Aspectos psicológicos 2. Hombres mayores - Salud e higiene 3. Autoayuda y superación I. Casas Dupuy, Rosario, tr. II. Fonseca Leal, Mireya, ed. III. Tít. IV. Serie.

305.24 cd 21ed.

A1267749

CEP-Banco de la República-Biblioteca Luis Ángel Arango

Envejezca con desvergüenza

El resto de su vida
es lo mejor de su vida

David Brown

Panamericana Editorial / Agenda de Hoy

The Rest of Your Life is The Best of Your Life

Séptima reimpresión, enero de 2014
Primera edición en Panamericana Editorial Ltda.,
octubre de 2010
Primera edición en inglés Barricade Books Inc.
© Barricade Books - David Brown
© Panamericana Editorial Ltda., en español
Calle 12 No. 34-30, Tel.: (57 1) 3649000
Fax: (57 1) 2373805
www.panamericanaeditorial.com
Bogotá D. C., Colombia

Editor
Panamericana Editorial Ltda.
Edición
Raquel Mireya Fonseca Leal
Traducción
Rosario Casas Dupuy
Diagramación
® Marca Registrada Diseño Gráfico Ltda.
Fotografía de carátula
© i love images - Fotolia.com

ISBN 978-958-30-3496-1

Prohibida su reproducción total o parcial
por cualquier medio sin permiso del Editor.

Impreso por Panamericana Formas e Impresos S. A.
Calle 65 No. 95-28, Tels.: (57 1) 4302110 - 4300355
Fax: (57 1) 2763008
Bogotá D. C., Colombia
Quien solo actúa como impresor.
Impreso en Colombia - *Printed in Colombia*

Para Helen, mi razón de ser.

Contenido

Nota preliminar...11

Prólogo
¡No se detenga. Comience!...........................13

Capítulo I
Mátese trabajando,
es la única forma de vivir 17

Capítulo II
Tenga una mujer en su vida,
preferiblemente más de una 27

Capítulo III
El matrimonio: ¿Es la muerte del amor?.....................41

Capítulo IV
Las alegrías y penas del divorcio 47

Capítulo V
El cuidado y la alimentación
del cuerpo maduro 53

Capítulo VI
Sólo termina cuando se acaba 69

Capítulo VII
Total, ¿qué es el éxito?...............................73

Capítulo VIII
La tiranía de lo práctico....................................81

Capítulo IX
Eso calma los nervios....................................85

Capítulo X
Gracias por la memoria....................................93

Capítulo XI
La única cura para la depresión....................................101

Capítulo XII
Cuando necesite que le examinen la cabeza....................................105

Capítulo XIII
¿Debemos olvidar a los viejos conocidos?
A veces, sí....................................111

Capítulo XIV
Etiqueta para el hombre mayor....................................119

Capítulo XV
Escaparse....................................125

Capítulo XVI
Popurrí....................................133
Asuntos pendientes....................................135
Verdades verdaderas....................................137
Nunca es tarde para la buena suerte....................................139
Hechos....................................143
Los once mandamientos para conservarse joven........147

NOTA PRELIMINAR

Este libro no pretende ser la obra definitiva sobre cómo mantenerse joven. Como se evidenciará, y espero no causar mucho dolor, no se basa en investigaciones exhaustivas, análisis estadísticos ni cosas semejantes. Más bien, se trata de un colage de convicciones personales acerca del arte de no envejecer jamás. Aunque podría afirmarse que está escrito desde una perspectiva elitista, creo que lo que he escrito es aplicable a cualquier persona que tenga más de 50 años de edad o espere llegar a tenerlos.

Otra advertencia. Se trata de un libro para hombres. No obstante, mucho de lo que aquí se dice aplica también a las mujeres, especialmente a aquel nuevo grupo cada vez mayor de mujeres independientes. Espero que ellas se beneficien de este libro, porque si ellas se benefician, yo también lo haré.

David Brown

¡No se detenga. Comience!

Una tarde, durante un almuerzo del Dutch Treat Club en Nueva York, un editor de nombre Bernard Geis me preguntó qué estaba haciendo con mi vida. Era una pregunta educada, de esas que se formulan en una reunión social.

Le contesté que a los 70 años estaba más ocupado que a los 35, y que estaba produciendo cuatro películas, una serie de televisión, tres obras de teatro en Broadway y una en Londres.

Geis exclamó: "¡Por Dios! ¿Por qué no escribes un libro?" Y lo hice. Creo que les cambié la vida a algunos.

Todas las clases de lectores, desde el barón Guy de Rothschild hasta mi cartero local, me han dicho que el libro les dio una nueva perspectiva de sus vidas. El actor de Hollywood Warren Beatty, aunque demasiado joven para el mensaje del libro, lo declaró una "biblia". Víctor Potamkin, el magnate de la industria automotriz, compró miles de ejemplares para sus amigos, al igual que el superagente literario Irving "Swifty" Lazar, quien nunca había estado tan atareado como lo está ahora que ha rebasado los ochenta. Un personaje del mundo de los medios, conocido por su imagen inquebrantable de hombre de poder, me dijo que el libro había sido la fórmula para manejar la depresión y los síntomas de agotamiento que padecía con frecuencia.

Pero hay más aún. Muchas mujeres les regalaron ejemplares a sus maridos (aunque quizá si lo hubieran leído antes, no lo habrían hecho). Las amantes (que *sí* lo habían leído) les dejaron el libro en la mesa de noche a sus amantes (según cuentan ellos). Y las hijas progresistas pensaron que sería un excelente regalo de Día del Padre (aun a sabiendas de que sus madres no estarían de acuerdo).

Obviamente, el libro tocó diversos puntos sensibles tanto en jóvenes como en viejos al sugerir que los últimos años de la vida pueden ser los mejores, los más sexy y los de mayor riqueza y salud.

Entre los 65 y los 75, he vivido los mejores años de mi vida; los mejores para el trabajo, para ganar plata y para hacer el amor, aunque a estas alturas, menos es más.

Quizá ustedes piensen que no me divertí mucho cuando era joven, pero eso no es cierto. Me atiborré de placeres juveniles. Tal como el libro revela, me enamoré, con frecuencia. Bebí, demasiado. Fumé cigarros, dejando nubes de fragantes habanos tras de mí.

Y aun así, como decía melódicamente Alan J. Lerner, *me alegra ya no ser joven*. La juventud es demasiado frágil, fácil de intimidar e insegura de ella misma.

Ya no sufro el dolor de necesitar que me quieran. Me gusto a mí mismo, es decir, gozo de popularidad donde importa. Digo y hago lo que quiero sin preocuparme mucho por lo que piensen los demás.

Al enfrentar la propia mortalidad en cinco, diez, quince años o en minutos, a uno ya no le importa lo que algún mequetrefe escriba sobre uno. "Al carajo con ellos", como solía decir Norman Mailer.

He preparado esta edición actualizada y corregida de mi libro para enseñarles a los nuevos y viejos lectores lo que me ha funcionado a los setenta y tantos años. Lo mismo *puede* funcionarles a ustedes, aunque no me comprometo a asegurar que le sirva a todo el mundo. Es un imperativo no querer sucumbir a la sensación de estar fuera de competencia, de sentirse terminalmente aburrido, preguntándose dónde fue a parar su vida. La vida cogió para algún lado y es posible encontrarla si se hace un esfuerzo. Me entristece conocer a hombres de mi edad o incluso menores que se han dado por vencidos, cuyas respuestas mentales y físicas están flaqueando, y que carecen de todo vigor o virilidad. Usted puede recuperar todo eso pero debe comenzar ya.

Mi libro les contará cómo me abrí paso por entre los matorrales del sexo, del dinero, del trabajo, del matrimonio, del divorcio, de los lapsus de memoria, de las amistades, de la depresión y del miedo a la muerte. Incluye casi todo lo que he aprendido a lo largo de más de setenta años. Cuando era joven, el superventas era *La vida comienza a los cuarenta* de Walter B. Pitkin. ¿Cuarenta? Hoy día, la pubertad comienza a los cuarenta. La vida empieza a los sesenta, setenta u ochenta, si uno se lo propone. Cualquiera que sea su edad, no se detenga. ¡Comience!

Capítulo I

MÁTESE TRABAJANDO, ES LA ÚNICA FORMA DE VIVIR

Mi amigo, el legendario agente literario Irving "Swifty" Lazar, tiene 82 años de edad. Hace poco me contó que una mañana se había despertado pensando que preferiría estar muerto, si no tuviera nada que hacer ese día.

Si no tiene nada que hacer hoy, usted realmente *está* muerto. Y no sólo está muerto sino que está también en el purgatorio del tedio. Nadie lo necesita. No importa cuánto le traqueen los huesos o cuánto se le dificulte levantarse, le recomiendo que se mate de trabajar. Es la única forma de vivir.

Hace años tuve la suerte de ganar el suficiente dinero como para nunca tener que volver a trabajar. Me tentó un poco la idea. Intenté pasar siete días sin responsabilidades, deberes o fechas de entrega, en una isla turística del Caribe. En pocas horas ya estaba consultando los itinerarios de vuelo para regresar a la nevosa Manhattan. Hoy día, cuando alguien me ve a las cinco de la mañana en alguna remota locación de filmación y me pregunta por qué sigo trabajando, mi respuesta estándar es: "Si no lo hiciera, ¿quién almorzaría conmigo?".

El *camino fácil* es un callejón sin salida, como lo son también los trabajos sin estrés. Hace un tiempo, mi mujer y yo hicimos escala en Fiyi cuando viajábamos hacia Australia (por motivos de trabajo). Le pregunté al conductor, un nativo de Fiyi, qué se sentía al vivir en un paraíso tropical, donde siempre había comida suficiente, nunca hacía frío y ni los tiburones se tomaban el trabajo de atacar (por estar tan saturados de comida). "Señor", declaró el conductor, "mi sueño es conducir un taxi en Chicago".

Casi todos mis conocidos que se sienten jóvenes, llenos de vida y sexy —sin importar su edad— están trabajando. Si se han jubilado por políticas de las compañías, han buscado otros trabajos, a menudo más exigentes.

A sus casi 80 años de edad, Víctor Potamkin, el mayor concesionario de Cadillac del país, afirmó: "Creo que el trabajo es una gran terapia y que el que se jubile está loco. Cuando uno se jubila, está esperando morirse". A los casi noventa años de edad, Armand Hammer estaba haciendo planes para cuando tuviera casi cien. No importa que no lo hubiera logrado. Pensar que lo lograría lo mantuvo vivo. Robert Penn Warren se convirtió en nuestro primer poeta laureado a los 80 años de edad. Martha Graham bailó hasta los 75 años de edad e hizo coreografías hasta que murió (de neumonía) a los 95 años de edad. Cuando yo estaba escribiendo este libro, el director de Broadway George Abbott, quien tenía 100 años de edad y se había casado hacía sólo una década, estaba planeando una nueva producción. George Burns dice que piensa presentar una obra en el Palladium de Londres a los 100 años de edad. "¿Cómo voy a morirme si estoy contratado?", bromea. Uno no se muere si está "contratado". Así que asegúrese de estar "contratado".

Mi amigo y antiguo socio, Richard Zanuck, su mujer, Lili, y yo produjimos una película titulada *Cocoon*. La historia se desarrolla en un hogar para pensionados. Descubrimos que los actores mayores que contratamos para representar a los jubilados, entre ellos, Hume Cronyn, Jessica Tandy, Jack Gilford, Maureen Stapleton, Don Ameche y Gwen Verdon, se veían demasiado jóvenes para representar a personas de su edad. Tuvimos que avejentarlos con maquillaje y enseñarles a cojear y encorvarse. Nunca habían dejado de trabajar y por eso no habían tenido tiempo de envejecer.

Tom Carvel, el dueño del imperio de los helados, tampoco había tenido tiempo de envejecer y permaneció activo casi hasta su muerte a los ochenta y tantos años de edad. Su respuesta a un periodista fue tan vehemente como la de un artista de *rock*. "¿Jubilarme?", gritó. "¿Por qué habría de jubilarme? Yo no estoy trabajando. ¿Usted llama trabajo a esto? Cuando uno puede levantarse los siete días de la semana y hacer lo que quiera y goza con lo que hace, eso no es trabajo. ¿Cuál es el encanto de ver espectáculos y películas en televisión que sólo muestran violencia y accidentes automovilísticos? Esos hechos no fueron los que construyeron esta nación".

El sueño americano de la jubilación anticipada ha resultado una pesadilla. Considere esta afirmación de Walter Kiechel III en un reciente número de *Fortune*: "Los expertos dicen que la jubilación parece traer consigo un aumento de la incidencia del suicidio, del alcoholismo y del divorcio". El doctor Jonas Salk, descubridor de la vacuna contra la polio, declara: "...ansiar la jubilación y buscar no hacer nada puede ser fatal". Por eso, sigue activo a los 78 años de edad. Hasta el Instituto Soviético de Gerontología informa que "el ser humano podría vivir más si se le permitiera trabajar más tiempo". Entretanto, la propaganda de las instituciones financieras alienta a los hombres y mujeres de treinta y tantos años de edad para que "planeen ahora" sus años de jubilación, llegando incluso hasta utilizar fotografías de un bebé. Una idea aterradora. Estoy de acuerdo en que hay que "planear ahora", pero lo que hay que planear es más trabajo y menos diversión.

Algunos hombres y mujeres, jubilados con beneficios maravillosos, están regresando al trabajo y otros, obligados a jubilarse anticipadamente (a menudo con estímulos financieros), están objetando la decisión o trabajando como independientes. He aquí las conclusiones del citado artículo de *Fortune:* "Una tendencia cada vez más común es jubilarse del trabajo anterior y aceptar uno nuevo, tras una mirada aleccionadora al vacío. Una encuesta reciente a los ex presidentes y antiguos directores ejecutivos de las compañías más grandes de Estados Unidos, realizada por Russell Reynolds Associates, una compañía dedicada a reclutar ejecutivos, halló que el 61% de los encuestados había vuelto a trabajar, casi todos antes de que pasaran seis meses después de haber abandonado su posición de poder. Algunos lograron incluso quedarse en su posición de poder". Más de ochenta de los directores ejecutivos de compañías que figuran en la lista de *Forbes 500* tienen más de 65 años de edad.

Cuando los hombres y mujeres *no* vuelven a trabajar, los resultados pueden ser devastadores. Según un estudio gubernamental la mayor incidencia de infartos entre los hombres se da dentro del año siguiente a la jubilación. Aún más sorprendente es el caso de un piloto de PanAm que estaba a punto de ser jubilado a los cincuenta y tantos años, quien me contó que la tasa de mortalidad entre los pilotos que se habían jubilado hacía dos años era la más alta de toda la población. Esto es especialmente significativo. Los pilotos de aerolíneas están en buen estado de salud hasta el día de su jubilación, porque la Autoridad Federal de Aviación exige que se les practiquen exámenes médicos cada seis meses. Entonces, ¿por qué mueren tantos de ellos apenas dejan de trabajar? ¿Podría ser que el estrés y el sentido de responsabilidad que experimentaban cuando pilotos era esencial para mantenerlos vivos? Yo creo que sí. Esta es una prueba convincente de que dejar de trabajar puede ser peligroso para la salud.

He visto sus rostros, los de los jubilados. He observado a esos hombres otrora vigorosos e imponentes arrastrar los pies por las cubiertas de los transatlánticos. Carecen de intereses, de pasiones. Han perdido su energía. Son viejos porque les han lavado el cerebro para que se comporten como viejos, para que representen el rol de viejos. Además de los hogares flotantes para jubilados, uno también puede ver los rostros vacíos de los jubilados en Palm Springs y Palm Beach, en San Petersburgo, en Sun City, donde sea que los hayan segregado a "las salas de espera de Dios".

Habría sido mejor que se mataran de trabajar, que hubieran muerto mientras trabajaban, comprometidos con algo diferente a sí mismos hasta el último momento de sus vidas. No se les puede culpar por haber aceptado la jubilación. Son las víctimas de la estafa más cruel de la sociedad, según la cual no tener que trabajar es un estado deseable, la feliz culminación de una vida de trabajo. Tanto a ellos como a nosotros nos han convencido de que la jubilación es una parte del proceso normal de nuestras vidas.

No se trata de una idea novedosa. La jubilación a los 65 años de edad fue invocada por primera vez en la época de Bismarck, hace cien años, cuando pocos llegaban a esa edad, y si lo hacían, estaban ya chochos. Medio siglo después, todavía se pensaba que la vida laboral terminaba a los 65 años de edad, cuando comenzarían los pagos de la seguridad social. La idea perdura hasta hoy a pesar de los cambios en la edad de jubilación obligatoria y de los avances en la esperanza de vida. De hecho, las compañías ahora ofrecen paquetes para la *jubilación anticipada* a personas que sólo tienen cincuenta y tantos años de edad, y algunos empleados del sector público pueden jubilarse a los 40 años de edad.

"Si usted no supiera cuántos años tiene, ¿cuántos años tendría?" Esta pregunta (entre otras muchas) fue atribuida al legendario músico negro Eubie Blake, que tenía más de 100 años de edad y seguía trabajando cuando murió. Una respuesta podría ser: uno es tan viejo como su comportamiento. Si uno sigue desempeñando una función vital diferente de la mera respiración, uno es más joven de lo que realmente es. "Swifty" Lazar dice: "Si algo maravilloso no me sucede antes del mediodía (hora a la que habitualmente se despierta, lo cual es en sí algo maravilloso), yo hago que me ocurra".

¿Creen que estoy pintando un cuadro demasiado bonito de las posibilidades de sentirse joven en la madurez? ¿Qué fue de la senilidad, la sordera, la visión disminuida y demás dolencias de la vejez? Claro que están ahí. Algunos sucumbimos a la enfermedad (como también sucumben los más jóvenes), aunque las estadísticas demuestran que las dos terceras partes de los estadounidenses *mayores de 75 años de edad* se hallan en buen estado de salud. Hoy más que nunca, muchos de nosotros, los viejos, podemos disfrutar de años de salud física, pero creo que esto sólo es posible si *hacemos algo* con nuestra vida. Mi padre vivió 87 años de edad pero lo obligaron a jubilarse a los 65 años. Desperdició veinte años sin hacer nada, sin tener un día malo hasta que el tedio y una neumonía leve lo mataron. Creo que podría haber vivido hasta los cien si hubiera trabajado más tiempo.

Según el doctor James F. Fries, profesor asociado de Medicina en la Universidad de Stanford, "... es posible y razonable esperar que uno pueda mantener la salud y la vitalidad a niveles casi plenos el mayor tiempo posible; luego, la biología del organismo prevalecerá...y después de un período de tiempo razonablemente corto, sobrevendrán la senectud y la muerte. *En términos realistas, se puede esperar que esto ocurra a una edad promedio de aproximadamente 85 años, en contraste con la actual esperanza de vida de 74,6 años*". Esto es válido para quienes nacen actualmente, pero si usted ya llegó a los 60 ó 70 años de edad, su esperanza de vida también sobrepasa los 80 años. Si usted es más joven, planee desde ahora una vida activa en la vejez. La seguridad social y los planes pensionales jamás podrán mantener a las hordas de *baby boomers* cuando lleguen a los 60 años de edad, con décadas de vida por delante.

Usted no estará solo si sigue trabajando. Gil Millstein, antiguo editor de noticias de NBC *Nightly News*, trabajó hasta los setenta y tantos años en un campo de alta presión que se considera más adecuado para los hombres jóvenes. Mike Wallace de *Sixty Minutes* y su productor, Don Hewitt, firmaron nuevos contratos que los llevarán más allá de los 70 años de edad. A los 74 años de edad, Betty Furness era portavoz para asuntos del consumidor del programa *Today* de NBC, Freddy de Cordova produjo *The Tonight Show* hasta que tuvo más de 80 años de edad, y el *show* renunció a él. Bob Hope no renunciará jamás.

A los 70 años de edad, Isaac Asimov, uno de los autores más exitosos de Estados Unidos, está publicando un libro nuevo cada tres semanas. A los 65 años de edad se agasajó con una fiesta de no jubilación. En un ensayo reciente decía: "Si el mundo llegara a acabarse súbitamente, espero que este suceso me coja trabajando. Para mí, dejar de trabajar es como ser derrotado... dejar de trabajar es matar el espíritu que le da sentido y valor a la vida". George Bernard Shaw, quien produjo sus mejores obras en la vejez, declaró que la jubilación era "una definición tentadora del infierno". A los 90 años de edad, Simon Rifkind, un reconocido abogado de Manhattan, mantenía un horario completo de trabajo, con viajes frecuentes por todo el mundo.

Como usted puede haber conjeturado, no entiendo la *Gran división* que existe, no entre la vida y la muerte sino entre trabajar y no trabajar. Quien haya estado desempleado podrá decirle lo mismo. Recuerdo mis no poco frecuentes períodos de desempleo, mirando desde la ventana de mi apartamento a las masas que se dirigían al trabajo, sintiéndome aislado del mundo real mientras la gente se amontonaba en el metro y en los buses que la transportaba a un destino seguro donde la esperaban y necesitaban.

Mi consejo es que hay que empezar a planear la segunda vida cuando se está todavía en la primera. No todo el mundo puede pasar de una posición ejecutiva a otra, o ignorar los edictos corporativos sobre la jubilación y los despidos debido a la recesión económica. Es posible que usted tenga que bajar de estrato económico y de estatus. Planear la creación de un negocio —siempre y cuando usted esté supliendo una necesidad— puede ser más satisfactorio que gozar de una piscina con muchos beneficios. Usted es el jefe. Nadie puede echarlo. Puede ser mejor que el trabajo o la profesión de la cual se jubiló o fue despedido. A mucha gente ni siquiera le gusta el trabajo que ha hecho la mayor parte de su vida. De hecho, es posible que haya *más* gente que odie su trabajo y que *no vea la hora* de dejarlo. Si usted es uno de ellos, ahora tiene la oportunidad de planear algo más agradable y experimentar el placer del trabajo.

Cuando Richard Zanuck y yo fundamos nuestra compañía de producción cinematográfica después de haber sido despedidos de cargos ejecutivos que creíamos tener de por vida, decidimos que jamás permitiríamos que otros controlaran nuestras vidas, así no tuviéramos seguridad alguna de salir adelante independientemente. Si nos hubiéramos quedado en esos puestos, a mí me hubiera tocado retirarme por ser un empleado mayor de 65 años de edad y no sería el autor sino un lector de este libro.

Difícil sugerirle qué negocio o trabajo puede desempeñar usted, pero sí puedo aconsejarle que trate de encontrar algo que le interese, ya sea trabajar en una posada campestre o abrir un quiosco de periódicos, un servicio de mensajería, un centro de fax, una agencia de viajes, una guía de compras, o lo que sea. En un libro titulado *El éxito después de los sesenta*, Albert Myers y Christopher Anderson ofrecen excelentes sugerencias de nuevas carreras e incluyen listados de compañías que prefieren empleados mayores. Lo más probable es que usted sobresalga si hace lo que más le gusta. Su primer trabajo nuevo será llevar a cabo su propia investigación del mercado para saber qué posibilidades hay. Con el tiempo, hallará lo que le gusta. Lo más importante es empezar ahora y nunca dejar de intentarlo.

Capítulo II

TENGA UNA MUJER EN SU VIDA, PREFERIBLEMENTE MÁS DE UNA

He observado que quienes se mantienen jóvenes toda la vida *nunca* dejan de interesarse en las mujeres. ¿Recuerda la vieja película del *Ciudadano Kane*? En caso afirmativo, quizá recuerda la escena en que el antiguo gerente general de Kane dice que años atrás vio a una chica por menos de un minuto en un ferri, pero que desde ese entonces no había pasado un solo mes sin que hubiera pensado en esa chica.

Me identifico con ese personaje. No hay un solo día ni una sola hora en que yo no sea consciente de las mujeres que me rodean. Miro cuidadosamente a las hermosas criaturas que caminan por ahí. Soy muy bueno para mirar a las mujeres que van en los automóviles y soy capaz de calibrarlas antes de que se alejen velozmente.

Como el personaje de *Ciudadano Kane*, es probable que nunca las vuelva a ver, pero soy capaz de evocar a la mujer-del-día, a la mujer-del-mes, y, a veces, a la mujer-de-toda-una-vida. También puedo escarbar en mi memoria y recordar chicas que deseé hace más de cincuenta años. Eran las primeras mujeres-de-toda-una-vida y todavía me conmueven.

Yo no creo que uno deje de interesarse en las mujeres a esta edad, así haya estado felizmente casado por años. Es posible que algunos se hayan jubilado de la conciencia sexual, pero siempre es posible volver a ese trabajo. Así como en la natación, uno nunca olvida los estilos. Ya sea que usted esté casado o soltero, las amigas mujeres son una dicha que rejuvenece. Y estoy hablando de mujeres *en plural*, no de una sola mujer. Escoger sólo a una es poco, mezquino y peligroso. Es posible que ella confunda su concentración con el compromiso. Al escoger a más de una, se puede ser selectivo. La proporción de mujeres solas mayores de cuarenta años de edad es asombrosa, lo cual trabaja en su favor, pero apúrele. Las estadísticas indican que en una o dos generaciones ¡puede haber *menos* mujeres! ¿Y qué tal que usted todavía ande por ahí? Pero no se preocupe, a menos que sea Matusalén. La superabundancia de mujeres disponibles todavía es tan grande que en algunos sectores muy serios se ha sugerido la poligamia para corregir el desequilibrio. No estoy sugiriendo que usted resuelva contribuir a buscar el equilibrio, pero sí que tenga amigas mujeres. Usted puede atraer a las mejores de aquellas comprometidas con la Gran Cacería Estadounidense de Hombres, pero debe hacer todo lo posible por interesarlas y encantarlas, en vez de salir a conversar o jugar cartas con los amigotes.

Es posible que usted no esté preparado para un *affaire*, como también que la mujer que encuentre no esté dispuesta a ser su amante. No obstante, existe una enorme y satisfactoria franja de alternativas intermedias entre "mirar" e ir a la cama. Algunos de mis mejores *affaires* no pasaron de tomarse de la mano o de una conversación intensamente personal durante un vuelo nocturno a Londres. No estoy descartando la cama (puede suceder si una relación se calienta bastante), pero usted debe ser prudente, "lanzado" y estar libre de culpa para lograr una infidelidad sin que haya secuelas. ¡Y tener suerte!

Creo que los hombres y las mujeres saludables, sin importar sus demás compromisos, se evalúan mutuamente como parejas sexuales cuando se conocen. Las circunstancias deciden qué tan lejos irá la relación. Y no es necesario que vaya muy lejos. He descubierto que las mujeres prefieren ser deseadas y admiradas a ser llevadas a la cama. A veces basta desearlas y admirarlas, lo cual es más seguro, especialmente en esta época. Eso me hace sentir bien... y joven.

Si *usted* necesita más y está dispuesto a correr los riesgos, entonces sería prudente seguir el consejo del guionista de Hollywood Herman Mankiewicz, quien decía: "Nunca se acueste con alguien que tenga más problemas y menos plata que usted".

A lo cual yo le agregaría, nunca se acueste con alguien cuya historia sexual le es totalmente desconocida (las viudas y recién divorciadas son más seguras).

Aunque ella pase esas pruebas y usted esté libre para seguir con la relación, el romance serio es un trabajo arduo. Usted debe ponerse en forma y estar orgulloso de su apariencia. O gana o pierde peso, según el caso. Se tiñe el pelo, se manda poner coronas en los dientes, endereza la espalda, y, a veces, su órgano vital. Se pone celoso y se pregunta si hay alguien más en la vida de ella. Siente cosas —algunas de ellas dolorosas— que no había sentido en años. ¡Está vivo! Es decir, vivo si no está casado; sólo un hombre soltero podría lograr semejante transformación sin despertar sospechas.

¿Y qué tal de desempeño? ¿Todavía logra que se le pare? Alguna vez Groucho Marx, a punto de tener un *affaire*, le comentó a un amigo: "Supongo que tendré que hacerlo como pueda". Según la letra de una canción de doble sentido de Noel Coward, Ernest Hemingway era capaz de "simplemente hacerlo". Nunnally Johnson, el difunto y famoso escritor de Hollywood, le mandó un telegrama a un amigo que acababa de zarpar en su viaje de luna de miel con una chica treinta años menor que él, diciéndole: "Estarás bien, pero no alardees".

Una vez que usted admita (y tal vez también ella) que ya no es insaciable, ambos pueden relajarse y sorprenderse el uno al otro. De lo contrario, usted se convertirá en un reto y a las mujeres les gustan los retos. No se esfuerce demasiado o si no, los besos de ella pueden convertirse en resucitación boca a boca. Si un hombre mayor de cincuenta años de edad va a tratar de desempeñarse como si tuviera treinta, es mejor que lleve una medallita con información sobre tipo de sangre y el pariente más cercano. Otra precaución es utilizar condones, tal como hizo cuando era joven. Son objetos horrorosos, pero también sirven para protegerla a ella... de *su* historia sexual.

Después de todo esto, es probable que usted esté exhausto y piense que es más seguro comportarse de manera acorde con su edad en la cama y adoptar métodos menos extenuantes para complacerse. Pero, ¿cuáles son?

Si todavía usted no ha aprendido a satisfacer a una mujer y a sí mismo sin una erección, ha estado viviendo en un árbol. Libros diferentes de este —o, preferiblemente, una mujer experimentada— le enseñarán cómo hacerlo, y no necesita aparatos. Busque una mujer con pocas inhibiciones, sin mayores expectativas en cuanto a su desempeño y con pasión por que la toquen. Trate usted de ser así. Ese tipo de mujer es sexy pero no retadora. Es la mujer que George Jean Nathan describió mejor que nadie como "alguien que no me electriza pero con quien puedo sentirme tiernamente soñoliento". Él encontró ese tipo de persona en la bella Julie Haydon, así que usted también puede encontrarla. Usted no necesita que lo electricen. ¿Quién quiere recibir un choque, a su edad?

Pero debe tener cuidado, especialmente si está casado. Las mujeres se han vuelto tan agresivas hoy día que es necesario separar las posibles de las locas. ¿Recuerda el personaje representado por Glenn Close en *Atracción fatal*? Una loca puede arruinarle la vida y devolverlo dando gritos donde su mujer, quien podría no aceptarlo de nuevo. Una loca es alguien que hace exigencias que usted no puede o no desea satisfacer. Esas exigencias pueden ser fiscales o sexuales o sociales. Usted necesita encontrar a alguien cuyas necesidades armonicen con las suyas. Debe asegurarse de estar con una persona discreta. Hay que evitar a toda mujer que lo deleite con las historias de sus antiguos amantes (con nombres y todo). El nombre siguiente podría ser el suyo, y podría mencionárselo a alguien que conozca a su esposa.

Tenga cuidado también con las mujeres que se le echen encima cuando vayan en un taxi o un automóvil particular, el tipo de mujer abiertamente apasionada. Son muy seductoras y halaga ser la causa de tanta respiración acelerada, pero he descubierto que estas mujeres se enfrían apenas lo atrapan a uno y que tienden a tener personalidades más bien antipáticas. Por lo general están fingiendo la pasión, así le cueste trabajo creerlo.

Mi esposa, Helen Gurley Brown, les advierte a los hombres mayores que se cuiden de las demasiado jóve-

nes. Pueden envejecerlo demasiado pronto. "No pretenda", dice ella, "que sus mujeres sean más jóvenes que la
primavera —al menos no *todas* sus amigas— o más lustrosas que pétalos de campanilla al amanecer". A menos que ellas tengan una fijación con el padre, usted
está condenado a que le rompan el corazón. Y además,
como dijo alguna vez Walter Matthau en una película: "¿Quién quiere salir con una chica que no recuerde a Ronald Colman?" Las mujeres más cercanas a su
edad saben cómo manejar sus complejos sexuales y lo
harán gustosamente, especialmente si usted es soltero y
libre. Son más excitantes en la cama porque son más excitables y tienen privaciones, cuando no depravaciones.
Su plenitud sexual ocurre más tarde que la de los hombres, lo cual equilibra las cosas perfectamente. Y no, no
es porque las mujeres mayores sean más agradecidas, eso
es falso. Son más apasionadas que las mujeres jóvenes y
este es un hecho comprobable.

En 1745, Benjamin Franklin le escribió a un amigo
unos consejos acerca de la selección de una amante. Vale
la pena citar el fragmento completo porque aplica hoy
como hace doscientos cincuenta años.

"En todos sus amoríos, usted debe preferir las mujeres
mayores a las más jóvenes...

1. Porque conocen más el mundo, sus mentes están más
   llenas de observaciones, y su conversación es más edificante, duradera y agradable.

2. Porque cuando las mujeres dejan de ser bellas, estudian para ser buenas. Para mantener su influencia
   sobre los hombres, suplen la falta de belleza con un
   aumento de utilidad. Aprenden a prestar miles de servicios, grandes y pequeños, y son las más amigas, más
   tiernas y útiles cuando uno está enfermo.

3. Porque no hay peligro de niños, los cuales, producidos irregularmente, implican grandes inconvenientes para su cuidado.

4. Porque mediante la experiencia han aprendido a ser prudentes y discretas en la conducción de una intriga, con el fin de evitar sospechas. Por tanto, la interacción con ellas es más segura para su reputación. Y respecto a la de ellas, si el *affaire* llegase a conocerse, las gentes consideradas podrían mostrarse más dispuestas a excusar a una mujer mayor que amablemente se encarga de un hombre joven, lo forma con sus sabios consejos, y evita que arruine su salud y su fortuna frecuentando a prostitutas mercenarias.

5. Porque en todo animal erecto la deficiencia de los líquidos que llenan los músculos aparece primero en la parte más alta. La cara es la primera en aflojarse y arrugarse, luego el cuello, luego el pecho y los brazos, mientras que las partes inferiores siguen tan rellenitas como siempre. De manera que si se cubre la parte superior con un canasto y se fija la mirada sólo en lo que está más abajo de la faja, es imposible diferenciar a una mujer vieja de una joven. Y puesto que de noche todos los gatos son pardos, el placer del goce corporal con una mujer mayor es igual y a veces superior, ya que todo truco es susceptible de mejora mediante la práctica.

6. Porque el pecado es menor. Desflorar a una virgen puede significar arruinarla y hacerle la vida infeliz.

7. Porque el remordimiento es menor. Haber hecho miserable a una joven puede causarle a usted frecuentes reflexiones serias, ninguna de las cuales surge de hacer feliz a una mujer mayor.

8. Finalmente, porque ellas lo agradecen tanto".

Aunque yo considero que las mujeres mayores son mejores amantes, algunos hombres no piensan así. La carne firme, los ojos luminosos y la cabellera ondulante de la ninfa pueden despertar pasiones peligrosas en el hombre mayor. Ella es la promesa de la virilidad renovada. Por eso no debe sorprendernos que muchos hombres abandonen familia, fortuna y razón para perseguir a la flor. No pocos estados corporativos e imperios se han moldeado por una mujer joven que tiene subyugado a un hombre mayor. Como dijo alguna vez Gene Fowler: "Un solo vello púbico puede ser más fuerte que el cable Atlántico". Usted debe ser más fuerte que su vello púbico.

Si todavía no está convencido, considere *su* atracción para la mujer más joven. Para empezar, usted está engañándose si cree que ella se enloquece por su cuerpo. (Las mujeres mayores sí lo harán). No recuerdo bien quién las dijo, pero las palabras son aplicables en este caso: "El amor de un hombre viejo por una mujer joven es como el sol sobre la cima de una montaña: deslumbra más de lo que calienta". También viene al caso lo siguiente: cuando le preguntaron acerca de sus *affaires* con mujeres jóvenes, el magnate del cine Joseph Schenck, que en ese entonces tenía más de 70 años de edad, respondió: "Uno puede regalarle a una niña diamantes, pieles y cuadros de Renoir, pero llega el momento en que ella quiere algo sustantivo".

Ya que aclaramos lo aconsejables, si no lo deseables, que son las mujeres maduras, ¿qué tan lejos se debe perseguir esa búsqueda? Si usted no desea involucrarse en el trabajo, el gasto y el peligro de una auténtico *affaire*, hay, como anoté antes, relaciones menos íntimas pero aun así seductoras que se pueden establecer con otras mujeres, relaciones que le inflarán el ego y posiblemente le extenderán la vida. Algunas de las más famosas relaciones románticas han llegado hasta el umbral de la alcoba, y de hecho se han magnificado por las fantasías a las que dan lugar respecto a lo que podría haber sido. Tanto en la literatura (Tristán e Isolda) como en la vida real (George Bernard Shaw y la esposa de Patrick Campbell), las relaciones no consumadas pueden ser las más embriagadoras. Enamorarse de alguien que nunca le pertenecerá a uno es exquisitamente conmovedor. La mera imposibilidad de la relación la hace obsesiva. Un amorío lejano y oculto que tuve perdió su chispa cuando los dos tuvimos la libertad de vernos cuando quisiéramos. Y sólo nos vimos cuando cada uno estaba de nuevo seguro, casado con otra persona.

Para tener a otra mujer en su vida, usted debe coquetear (con cautela, nunca ostensiblemente) en las fiestas, en la oficina, en los aviones, en el supermercado. El mundo está lleno de mujeres maravillosas que desearían conocerlo, especialmente las mujeres casadas que sienten la misma necesidad suya de seguirse relacionando con el sexo opuesto.

Siempre me sorprenden las miradas francas y sonrientes de las mujeres que veo en la calle, en los buses o en los ascensores, mujeres de bien, no las busconas. Mírelas a los ojos y sonríales. Eso puede conducir a compartir un café y quizá algo más fuerte después. Cuando vea a alguna que parezca necesitarlo —y usted se dará cuenta— invítela a almorzar. Averigüe inmediatamente cuáles son sus problemas. Casi todas las relaciones amorosas que he iniciado comenzaron cuando yo adopté el papel de confidente o de mentor (presentándole a quienes podrían ayudarla). Usted puede ganarse su confianza aconsejándola sobre asuntos financieros o sus dificultades en el trabajo o en el hogar. Pídale consejo *a ella*. Esto la halagará y la acercará aún más a usted.

Tóquela. A las mujeres les *gusta* que las toquen, aunque sea sólo la mano, el codo o el hombro para empezar. Tomarla de la mano para cruzar la calle es algo natural. Probablemente no lo rechazará. Un beso (ligero) en los labios tampoco puede rechazarse. Si logra masajearle la nuca con el pretexto de que parece estar tensa, posiblemente se la haya ganado de por vida: ninguna mujer puede resistirse a que las manos de un hombre le masajeen la nuca y bajen lentamente por los hombros y la espalda. Claro está que el baile es el primer paso hacia la intimidad, si usted la mantiene delicadamente cerca, con la promesa de que la tendrá aún más cerca. "Las mujeres", decía el dramaturgo británico Frederick Lonsdale, "ansían el aprecio más que cualquier otra cosa".

Una vez haya logrado hacer una nueva amiga y encantarla, puede organizar lo de las llamadas telefónicas. Relacionarse con otra persona no significa necesariamente un *affaire*. Almuerce en restaurantes conocidos donde sea *probable* que lo vean. Seleccionar lugares desconocidos pone inmediatamente en evidencia la relación y la degrada. Cómprele pequeños regalos amables para Navidad y los cumpleaños que no pueda pasar con ella. Evite las cartas. Llámela, más bien, desde una cabina telefónica o su oficina, claro está.

Respecto a cuánto deba contarle a su pareja de su nueva amiga, eso depende de su relación matrimonial. Si es una relación feliz y usted no le da demasiada importancia a esos almuerzos ocasionales, a ella no le importará. No entre en detalles. Los temas que traten usted y su nueva amiga pueden no caer muy bien en casa.

Si llegase a algo serio en su relación externa, por lo que más quiera no lo confiese. Tenga en cuenta una vez más las sabias palabras del dramaturgo Lonsdale: "Hay más hombres separados de sus esposas por ese crimen (el de decir la verdad) de los que usted y yo podríamos imaginar. Créame que es lo más fatal que hay en el mundo". Conozco a una pareja de California que nunca habría querido un divorcio. Uno de ellos cometió un error y en ese momento su pareja sintió que el divorcio era el único castigo adecuado para ese crimen. Más adelante se reencontraron y se volvieron a casar. El culpable del error fue perdonado pero sigue en permanente período de prueba. Vivirán felices, aunque recelosamente, por siempre.

Respecto a lo que deba decirle a la otra mujer, aplica lo contrario. Nunca la engañe. Ella debe saber que usted es casado y que su relación con ella nunca llegará a ese nivel (si usted está comprometido a seguir casado). Si ella lo ama y usted es honesto con ella, permanecerá con usted, hasta que *ella* encuentre a alguien dispuesto a brindarle una relación más permanente. Si usted es un buen perdedor, la entregará en matrimonio y nadie se habrá dado cuenta de nada. Mientras esté involucrado en el *affaire*, nunca la traicione con otra mujer, sólo con su esposa. Los verdaderos crímenes pasionales ocurren cuando la otra mujer descubre que hay otra mujer ¡Muerte y *mierda*!

El romance en la madurez tiene su precio. El dinero, el poder y la fama son los afrodisíacos que remplazan la virilidad juvenil y la hermosura. ¿Entonces, qué remplaza el matrimonio si usted ya está casado y no tiene ningún deseo de separarse? La amistad, la amistad amorosa. Los hombres y las mujeres casados son excelentes

37

amigos y amantes con otras personas. Las esposas, incluso aquellas que tienen las relaciones más felices, rara vez argumentan bien (hay demasiados niveles en la relación), pero un amigo amoroso las dejará ganar, de vez en cuando. Un hombre o una mujer puede confiarle a un amigo o amiga lo que él o ella no podría confiarle a la pareja. De hecho, un confidente es tan buen remedio para la depresión como un terapeuta; y además, seguro. Si ella es la mujer correcta, morirá con sus secretos así se hayan separado enemistados. Una señora a quien amé guardó tan bien mi secreto que después de su muerte, su hermana, que era muy cercana a ella, estaba sorprendida (y encantada) de enterarse —por mí— de nuestra relación. Mi mujer, al saber que yo llegaría a comer tarde debido al funeral de la señora, aceptó a regañadientes, "con tal de que esté muerta".

Extrañamente, la vida se enriquece al tener dos amores. Casi todo el mundo puede amar a más de una persona, pero no asuma que si su pareja muere su amistad amorosa se beneficiará con el matrimonio. Cuando murió la esposa del dramaturgo Ferenc Molnár, sus amigos, después de un intervalo prudente, le sugirieron que se casara con su amante de muchos años. "Pero entonces", protestó Molnár, "¿dónde pasaría mis noches?".

Según un artículo de Elton Duke titulado "Franklin sobre las mujeres" y aparecido en *Old News*, "así la mujer fuera joven o vieja, fea o bonita, Franklin se desvivía por halagarla y coquetearle. Sus halagos eran el producto de una admiración genuina. Franklin pensaba que todas las mujeres eran maravillosas, especialmente las inteligentes".

Por tanto, tenga siempre un poco de amor en su vida —tanto del permitido como del prohibido—, porque el amor es el elíxir de la juventud. Hay un viejo proverbio irlandés a propósito: "Dondequiera que vaya, búscate una amiga". Incluso un leve coqueteo desencadena el flujo de adrenalina. Así se dedique a mirar mujeres o a cosas más contundentes, usted permanecerá joven toda su vida si tiene una mujer, preferiblemente dos, en caso de que una desaparezca.

Capítulo III

EL MATRIMONIO: ¿ES LA MUERTE DEL AMOR?

Nunca conocí a una mujer con la que no me casara. Una exageración (aunque me he casado tres veces), pero no exagero al afirmar que nunca he amado a una mujer con la que no quisiera casarme, ni deseado a una mujer con la cual no pensara casarme. Lo único que necesitaba para excitarme (y hacerme pensar en boda) era una bonita morena, preferiblemente delgada, con un vestido negro y un collar de perlas de una sola vuelta. Supongo que eso las hace casaderas.

Una parte de esta pasión por el matrimonio tiene que ver con haber alcanzado la mayoría de edad antes de la revolución sexual. Cuando yo era joven, el sexo todavía era algo del otro mundo. Uno sabía que un joven y una chica se acostaban cuando ella tomaba algo del plato del joven, pero nadie hacía pública una relación. El puritanismo imperante engendró firmeza y el matrimonio era la única forma de dormir indefinidamente con una muchacha deseable. Yo no sabía que las jóvenes casadas podían desarrollar dolores de cabeza crónicos y que la frigidez podía darse en el verano.

Vivir con la pareja equivocada puede hacer que el Infierno de Dante parezca Disneylandia. Aun así, ¿por qué será que quienes se hallan inmersos en ese infierno, a menudo tienen que ser expulsados de allí con lanza-llamas? Parece que quisieran seguir siendo infelices. Una razón: la gente se acostumbra a la miseria, a la casa, al carro, a los muebles, incluso a ella. Abandonar el hogar infunde temor y desubica. Uno lo intenta todo para salvar el matrimonio. Mi consejo es: bote el matrimonio y sálvese usted.

Una vez "salvado", debe permanecer "salvado". Otro matrimonio es inevitable si su aliento todavía se refleja en un espejo. Está bien, pero ¿debe tener hijos si cuenta más de 50 años de edad? Si usted quiere casarse con una mujer joven, probablemente ella insista. Para algunos hombres mayores, la segunda familia es reconfortante y les da la sensación de una juventud renovada. A menudo, los hombres son mejores padres la segunda vez. Pero también puede ser desastroso si a usted no le gustan los niños. Es mejor tener solucionado este asunto antes de involucrarse demasiado. Dígale a ella francamente lo que usted piensa.

Considere también la posibilidad de que ella tenga mucha más energía que usted. En un artículo del *New York Times* sobre los hombres maduros que salen con mujeres, les advierte que a lo mejor tendrán que ir a esquiar cuando quizá ellos preferirían hacer una siesta.

Aun así, no se case con alguien más cercano a su edad sólo para tener compañía. Ella debe ser interesante sexualmente. Una mujer provocativa lo hará sentirse y actuar como si fuera joven, aunque ella no lo sea. El sexo es la cuota inicial de cualquier buena relación entre un hombre y una mujer. Es más probable que la amistad y la compañía se deriven del buen sexo que de los intereses comunes. Tal como se anotó en los capítulos anteriores (y la repetición *aguanta*) hay cantidades de mujeres mayores bien parecidas por ahí que son tan saltonas como las quinceañeras y, al mismo tiempo, divertidas y elegantes. Atrape una. Ella está buscándolo. Trátela bien. Lo repito. Las mujeres mayores son más excitantes que las jóvenes y —¡oh sorpresa!— más exigentes en lo sexual.

Cuando pienso acerca de mi matrimonio, me doy cuenta de que un grado de tensión y de sorpresa son esenciales para mantener interés en la pareja. Yo nunca sé qué irá a decir o a hacer mi esposa, y aunque eso exaspera e incluso angustia a veces, le imprime frescura y hace juguetona la relación. Eso es necesario para evitar etapas muertas. Enid Bagnold escribió alguna vez: "El matrimonio: el comienzo y el final son maravillosos pero la parte intermedia es infernal". Observe cuán bien resultan los matrimonios tormentosos si la pareja permanece unida el tiempo suficiente.

Tenga cuidado con el dinero en el matrimonio. Piense en las virtudes de la mujer un tanto tacaña. Un acuerdo en relación con el dinero es tan vital como un acuerdo relativo al sexo, y puede afectar el sexo. La actitud de ella hacia el dinero revela mucho de lo que ella siente por usted. Respetar el dinero significa respetar a quien lo provee. La hostilidad puede llevar a la mujer a gastos desenfrenados. Es una forma de castigar.

No es mala idea chequear el estado crediticio de la mujer con quien piensa casarse. Tampoco hay razón para que ella no pueda investigar su historia financiera, sea que le preocupe su capacidad para mantenerla o que ella deba mantenerlo a usted.

Si su mujer tiene más dinero que usted, su actitud hacia el dinero puede depender de la actitud de ella hacia el dinero. Algunas mujeres ricas son excesivamente generosas. Les dan a sus esposos más pobres plata de bolsillo, un apartamento maravilloso, una casa de campo, e incluso un puesto en el negocio de la familia. Como consecuencia, muchos hombres mayores que han sido obligados a jubilarse creen que el matrimonio con una mujer rica les endulzará la vida. Este es el papel tradicional del príncipe consorte, o del "paseador" conyugal. Si el hombre no tiene un ego saludable corre el riesgo de perder el respeto por él mismo, especialmente si después del matrimonio la mujer comienza a tratarlo como de su propiedad. Es necesario que el hombre sepa que la mujer que lo compra le pone precio a su gesto. Y el precio puede ser que él haga exactamente lo que ella desee. Pero tampoco puede depender de obtener el dinero de ella portándose como su criatura servil. La mayoría de las mujeres ricas que conozco son bastante cuidadosas de su dinero. Otras exigen capitulaciones prematrimoniales y luego le exigen al marido que asuma la mayor carga de la manutención. Y, dicho sea de paso, las mujeres ricas pueden entrar a matar cuando se acaba el matrimonio. A menudo exigen más alimentos que una mujer pobre y pueden darse el gusto de contratar abogados que demandan y hacen demandas.

El matrimonio con una mujer más exitosa que usted puede funcionar, siempre que usted esté orgulloso de los logros de ella y se sienta seguro de los suyos. Durante años fui conocido como el esposo de Helen Gurley Brown y, francamente, me encantó. Mis pares sabían quién era yo, pero, lo más importante, yo lo sabía. Algunas mujeres se sienten a gusto con hombres más "débiles", y esos matrimonios prosperan una vez que se acepta el papel de "amo de casa".

El matrimonio es más que sexo y dinero, aunque en el momento no se me ocurre nada más. Se trata también de convivir, lo cual puede ser un problema si los gustos y hábitos son diferentes. Cada matrimonio tiene un contrato secreto con una cláusula de rendición incondicional. Por ejemplo, mi esposa no aceptaría habitaciones separadas. Yo duermo con ella... gustosamente. Si yo estuviera solo, dejaría el radio encendido. No lo hago. Algunos dirían que se trata de compromisos. Yo lo llamo rendirse. Mi esposa se rinde ante mi incapacidad para deshacerme de cualquier pedazo de papel, hasta de un carné de baile de una fiesta estudiantil de la universidad de Stanford de 1934, y ante mi predilección por los armarios desordenados.

Si ella es una mujer trabajadora, hágala sentir orgullosa de usted. Sea encantador, un verdadero marido de compañía. Si uno de los dos o ambos deben viajar, no se angustie. La separación puede ser buena para el matrimonio. Le agrega brío y deseo saludable. Sea lo que fuere que usted haga durante el viaje de negocios, no se lo cuente a su mujer, y rece para que ella no le confiese lo que ella hizo. No debe mencionarle que invitó a comer a la auxiliar de vuelo en Minneapolis.

¿Es el matrimonio la muerte del romance? Es fácil pensar que sí. La cotidianidad desgasta la relación. La extrañeza de otro cuerpo femenino, así sea menos atractivo que el de la esposa, puede empujar a una libido titubeante hacia la zona de peligro. La monogamia sí tiene su precio. Quizá usted nunca sepa lo que es estar con otra mujer, lo que es su estilo, su forma de hacer las cosas, su risa, pero usted puede hacer lo que desee con ella en sus fantasías y en sus sueños.

¿Qué pasa si oye decir que su mujer ha tenido un *affaire* de verdad? Si su matrimonio es sólido —y usted sabrá si lo es— no creerá el rumor, aunque lo alterará.

Recuerdo haber bailado con una amiga nuestra que insistía que mi esposa había tenido un *affaire* con su marido. Quería que saliéramos a almorzar para discutir "lo que íbamos a hacer al respecto". De la manera más cortés que pude, me zafé tanto del baile como de la cita para almorzar. Años después le mencioné casualmente el incidente a mi esposa pero nunca le pregunté si era cierto lo que había oído. Quizá no quería saberlo. Existen secretos que ni siquiera una pareja debe compartir.

Capítulo IV

LAS ALEGRÍAS Y PENAS DEL DIVORCIO

Lo poco que sé del matrimonio deriva de lo mucho que sé acerca del divorcio. Me he divorciado dos veces. Uno pensaría que cada vez es más fácil. No, se vuelve más difícil. Aun así, estoy convencido de que la cirugía marital que es el divorcio me salvó la vida. También puede habérmela alargado.

El divorcio aparece sigilosamente como un extraño en medio de la noche. Uno lo siente aproximarse pero solo lo ve cuando está encima, la forma de carta de un abogado, una nota manuscrita sobre el plato del desayuno, o un enfrentamiento en la cocina o la alcoba durante la cual se pronuncian las palabras escalofriantes: "Quiero el divorcio".

Estoy escribiendo esto desde la perspectiva del hombre. Yo nunca he pedido el divorcio. Siempre fui el divorciado, la rama que había que cortar, aquel que dejaron solo en una casa vacía o a quien despacharon a una impersonal habitación de hotel.

La reacción inmediata a una solicitud de divorcio —sea que la haga la mujer o el marido— es, por lo general, la incredulidad, acompañada de una petición de tiempo. Un mal matrimonio debe preservarse. Eso es lo que la persona botada desea desesperadamente. El "botador" dice que ya no resiste más y el botado promete cambiar, comprar regalos extravagantes y aceptar cualquier condición, con tal de que la otra persona no se vaya. Un conocido le envió a la mujer, que estaba en trance de irse, un cheque en blanco firmado, ofreciéndole lo que fuera para que se quedara. Un año más tarde, estaba ofreciéndole lo que quisiera para que se fuera... porque ya había conocido a su siguiente esposa.

Es difícil recordar, años después, esa horrible sensación de haber sido rechazado, de haber sido echado de una vida compartida, de un hogar. Por más estropeado que esté el ambiente por la falta de armonía, de todas maneras es un hogar. Uno queda tristemente desorientado cuando le faltan esos patrones de vida familiares. El período siguiente a la ruptura de un matrimonio, especialmente cuando hay niños, es peor que los ataques de gritos y el bochorno público de una relación que está deteriorándose. Uno se despierta a las cuatro de la mañana y se da cuenta de que está solo y más pobre. La única mujer que se desea es aquella que se ha perdido.

Y luego, tan sutilmente como la llegada de la aurora, uno empieza a percibir los brazos extendidos que esperan poder abrazarlo. Y esos brazos *estarán* ahí, en razón de la descorazonadora (para las mujeres) estadística según la cual, después de los cincuenta años de edad, hay veinte hombres por cada cien mujeres. Por difícil de creer que sea, un hombre elegible de sesenta años de edad puede ser la víctima de una violación en grupo.

Repentinamente aparecen mujeres para cada necesidad: mujeres que le dicen a uno lo desgraciada y desagradecida que era la ex mujer; mujeres que lo invitan a uno a sus residencias; mujeres que ofrecen caldo de pollo cuando uno está enfermo y sus cuerpos cuando uno está bien. Si yo hubiera sabido que existía este tipo de terapia para el divorcio, no habría pasado cinco años en psicoanálisis para descubrir lo maravilloso y merecedor que era. Esas mujeres me habrían convencido.

Por difícil que sea (al comienzo) para un hombre ser rechazado, para *él* puede ser más angustioso considerar la posibilidad de divorciarse de una esposa fiel de muchos años. Es posible que nunca haya surgido el tema de la separación, así él se encuentre en una relación carente de amor, de sexo y de humor. El fuego de la pasión hace rato se convirtió en cenizas y a él le ha tocado deshacerse de las cenizas. ¿Se atrevería él a pedir el divorcio a estas alturas de la vida? Ella probablemente tenga más de cincuenta años (recuerde que hay cien como ella por cada veinte de su edad). Los niños, sin duda habrán crecido y dejado el hogar. En su papel de esposa y madre de tiempo completo, ella no ha adquirido las destrezas que le servirían para competir en el mercado laboral. Y en cuanto a otro hombre, olvídelo. ¿Sería él capaz de arrojarla a las fieras cuando no hay fieras?

La respuesta es sí puede, pero no sin una gran dosis de culpa. Él encontrará una nueva esposa, pero lo más probable es que ella acabe sumida en un vacío sin hombres. Salvarse uno mismo puede parecer egoísta y lo es, pero no puede salvarla a ella o al matrimonio si se queda. Los niños ya no son un problema. Por lo general ya se han ido. Mi consejo para ese hombre es que se vaya también, tan rápidamente como se metió en el matrimonio.

Una de las tristes realidades del divorcio es que los divorciados rara vez siguen siendo amigos. Se trata de una guerra. Generalmente se piensa que el abandonado (o abandonada) es la víctima. A la mujer le tocará la parte más dura pero si pone a punto sus habilidades sexuales así como su cuerpo y le *gustan* los hombres, existe la posibilidad, aunque pequeña, de que logre un buen segundo matrimonio.

El dinero es no sólo la pasión que gobierna el divorcio sino el arma definitiva. Como consecuencia, el precio de la libertad es bastante alto, especialmente si hay otra persona. Para un desertor pudiente, el paquete de separación puede ser tan complejo y rico como el de un ejecutivo que deja una multinacional. Grande o pequeño, un acuerdo sobre la pensión por alimentos se atravesará en el camino. Cuando me citaron ante el famoso abogado Louis Nizer, quien representaba a mi primera esposa, pronuncié unas palabras que me empobrecerían por años: "Dígame dónde firmo". El costo no parecía importante en ese momento, pero después cada uno de los pagos me enfurecía y me enfermaba. Afortunadamente, ella volvió a casarse y pronto fui liberado de esa obligación. Por fortuna, mi segunda esposa, quien había sido testigo de mi reacción ante las exigencias de mi primera mujer, no pidió nada cuando *ella* se fue.

Un tanto de mala gana, he llegado a la conclusión de que es mejor pagar el precio del divorcio con el menor rencor e inconveniencia que sea posible y seguir adelante con la vida.

Respecto a las futuras relaciones con su ex esposa, mucho depende de las circunstancias de su partida o de la de ella. Si usted se ha vuelto a casar con una mujer que tiene la mitad de la edad de su ex (y de la suya), no espere que le manden flores para el cumpleaños. He descubierto que es mejor mantenerse alejado de las ex esposas a menos que los requisitos de custodia de los hijos los junten. Si usted no tiene una mujer en su vida y su ex esposa no se ha vuelto a casar, puede ser peligroso verla, especialmente si uno de los dos todavía siente "algo" por el otro. Una vez llevé a mi primera ex esposa al teatro (no recuerdo por qué) y la volví a llevar a su casa y sentí deseos de acostarme con ella. Una ex esposa que aún sea bella tiene algo de libidinoso y de deliciosamente prohibido. En algunos tribunales, reiniciar las relaciones sexuales anula una separación legal. Manténgase alejado a menos que no le moleste volver a casarse. Lo que lo atrapó la primera vez puede volver a atraparlo.

Si usted es víctima de la venganza de una ex esposa enfurecida, puede ser acosado hasta el día de su muerte si no toma medidas preventivas. Probablemente tenga que rehacer su vida en otro lugar. Una mejor defensa podría ser una nueva esposa bien fuerte. Nadie puede menospreciar temerariamente a la mujer anterior que la nueva esposa. Su ex esposa tiene su número de teléfono. Y no sólo su número de teléfono sino la capacidad para despertar en usted una furia increíble a raíz de cualquier queja trivial, y su reacción exagerada le proporcionará a ella un placer indescriptible. Ella *lo* sabe. Cuando mi ex esposa llamaba por teléfono, mi espalda se volvía cemento, un cemento sobre el cual ella cincelaba sus insultos. Su nueva mujer no tendrá esa reacción emocional y puede decirle a su ex esposa que se desaparezca. La primera esposa pronto se cansará del placer de provocarlo y quizá desaparezca.

Las antiguas esposas no se mueren si están recibiendo pagos por alimentos y rara vez se vuelven a casar, a menos que encuentren a alguien más rico que usted. Pero sí tienden a desaparecer y lo dejan a usted pensando cuál era el objeto de todo ese *Sturm und Drang* (*Tempestad y empuje*). Con el tiempo, le parecerá que todo eso le sucedió a otra persona. Y en cuanto a los pagos, quizá el mejor consuelo sea la definición dada por un cínico de Broadway de ese odioso tributo: "Los pagos por alimentos son la forma en que se lo tiran a uno por todo lo que uno tiró".

Para quienes el divorcio no es una opción por motivos religiosos, la separación o la anulación pueden ser el único remedio. Yo creo que es infame perpetuar una relación cruel. No creo que ninguna deidad benévola hubiera querido que alguien tuviera que soportar el abuso verbal o físico, las locuras de la droga y del alcohol, o ser desterrado del lecho matrimonial.

La guerra es un infierno, pero el divorcio es peor, al comienzo. Más adelante puede ser una de las mejores cosas que uno haya hecho. Aun cuando no haya conocido a la mujer perfecta (y es posible que ella esté buscándolo en este mismo momento), usted goza de la paz y tranquilidad de una relación no conflictiva, consigo mismo.

Capítulo V

EL CUIDADO Y LA ALIMENTACIÓN
DEL CUERPO MADURO

Después de los 70 años de edad, si usted se despierta sin dolores está muerto, comentaba un amigo del crítico literario Malcolm Cowley, quien en ese entonces tenía unos 89 años muy dolorosos. Pero mucho antes de llegar a los 70 años de edad, uno se da cuenta de que las cosas ya no son lo que eran. Uno no puede correr tan rápido. Los partidos individuales de tenis se vuelven dobles. Uno empieza a desubicarse un poco y se le olvidan las cosas. Las mujeres jóvenes ya no le lanzan la mirada, y, horror de los horrores, una mujer embarazada le cede su puesto en el bus.

Y se pone peor.

Usted observará, tal vez por la primera vez que muchos, y luego la mayoría, de los que lo rodean son más jóvenes.

Ya a los 50 años de edad hay cambios en el nacimiento y color del pelo. Un consuelo es que probablemente no pierda más pelo del que ya perdió; pero, a menos que usted sea Ronald Reagan, el pelo se le volverá gris y luego blanco.

Las proezas sexuales— hacerlo dos o tres veces por noche— escasearán cada vez y usted las agradecerá, como también ella. Después de demasiado pocos años, el Gran O[1] se había convertido en la Gran Ordalía. Ya no se puede contar con que el Viejo Fiel[2]... o Infiel, según sea el caso, se eleve cuando toca.

Los clubes nocturnos ya no serán el lugar donde usted quiere estar: son demasiado ruidosos y frenéticos. O peor: pueden parecerle demasiado tranquilos. Puede haber pérdida de audición desde los cincuenta y tantos años, y usted también tendrá que acostumbrarse a la pérdida de la vista. Ya no podrá leer una edición de bolsillo en un túnel. Cuando se resigne a usar anteojos, no se queje de haberse vuelto dependiente de ellos. Es un hecho. Yo me pongo los anteojos para contestar al teléfono.

Lo que hará con mayor frecuencia será ir al baño. Su sistema de plomería está envejeciéndose y se ha vuelto tan susceptible a los escapes y obstrucciones como el acueducto de Nueva York. Yo conozco todos los baños para hombres y de hecho hasta podría hacer un mapa de su ubicación en todos los hoteles, teatros, restaurantes y museos de las principales ciudades del mundo, incluso una pequeña instalación maravillosa en el desierto de Gobi.

Grotesco, ¿no?

Muy pronto se dará cuenta de que un gran número de sus amigos han padecido enfermedades graves y que no pocos han muerto. Empezará por leer las páginas de los

---

1.   Nota de la traductora: en inglés coloquial, "the Big O" se refiere al orgasmo.

2.   Nota de la traductora: "Old Faithful" es un famoso géiser activo del Parque Nacional Yellowstone.

obituarios antes de las deportivas. Usted será consciente de la inminencia de la muerte.

Salvo los accidentes, que usted muera ahora o más adelante dependerá de lo bien que cuide de su cuerpo.

La buena salud es terriblemente aburrida. Usted ni siquiera piensa en ella mientras la disfruta. La enfermedad no lo es. Su objetivo debe ser mantenerse saludablemente aburrido. ¿Pueden ayudar los médicos?

Dada mi excentricidad, sospecho desde hace años que puede ser peligroso ir al médico cuando uno está bien. ¿Qué tal que él "encuentre" algo que no está ahí? David Geffen, el exitoso productor de cine y de discos, se retiró del mundo del entretenimiento por tres años creyendo que estaba muriéndose de cáncer. Y no era cierto. El diagnóstico estaba equivocado. Cuando el banquero de inversión William Salomon tuvo que someterse a cirugía de remplazo de cadera, tomó la precaución de pintarse con yodo el lado que requería la operación. Y no era paranoico. La actriz Peggy Cass salió de cirugía y descubrió que le habían operado la rodilla equivocada. Taft Schreiber, el ejecutivo cinematográfico y benefactor de un hospital californiano, murió a raíz de una transfusión durante una cirugía menor. Después se supo que un empleado había etiquetado mal un frasco de sangre.

Andrew Stein, presidente del Consejo de la Ciudad de Nueva York, escribió alguna vez: "El grupo de investigación de la Organización Ralph Nader calcula que al menos 200.000 norteamericanos resultan heridos o muertos en los hospitales cada año como resultado de la negligencia médica... El doctor Arnold Reiman, editor de *The New England Journal of Medicine* cree que al menos 20.000 médicos incompetentes siguen ejerciendo en el país, y la cifra puede ser el doble". En el número de junio de 1986, los 28 millones de lectores de *Selecciones del Reader's Digest* conocieron una nueva palabra: *iatrogénico*, cualquier enfermedad "inducida por el médico".

En un vuelo reciente de Nueva York a Los Ángeles, se sentó junto a mí un investigador médico de la Universidad de California y ganador del premio Nobel. Durante nuestra conversación de cinco horas, me rogó que nunca aceptara la recomendación de un solo médico, especialmente si tenía que ver con cirugías. Me pidió —vehementemente— que obtuviera una segunda, una tercera, e incluso una cuarta opinión. Y así lo hice, afortunadamente, para mi (bendita) operación de la próstata.

Él decía que los médicos no son necesariamente dioses. Cuando yo era joven, trabajé cabildeando para la Asociación Médica Norteamericana. Nuestra sede en Chicago estaba llena de médicos con altos cargos administrativos. Creo que un gran número de ellos se habría desmayado al ver sangre y yo no hubiera confiado en ellos ni para poner una curita. Cuando alguien, a quien uno no haya investigado, le diga que ejerce la medicina, es posible que en efecto la ejerza... pero preferiblemente no sobre uno.

Esos médicos pertenecen felizmente a la minoría. Muchos más sí *son* como dioses, preocupados y no motivados por la avaricia. Busque uno de esos. Pregúnteles a sus amigos. Averigüe acerca de sus acreditaciones en la sociedad médica regional. En algún momento de su vida, las habilidades de ese médico o médica van a ser cruciales para usted. En las salas de cirugía no hay nadie que desconfíe de los médicos, y si usted encuentra el doctor adecuado, no hay ninguna razón para que usted se convierta en una de esas aterradoras estadísticas que cité antes. Pero usted tiene la responsabilidad de *seleccionar* al médico adecuado.

Una de las formas en que yo me beneficio a veces de los consejos de los médicos es poniéndole atención a lo que los médicos les han aconsejado a mis amigos. Un ejemplo. Hace años, un productor de cine conocido mío sufrió un infarto y casi muere. Cuando se recuperó le pregunté qué le habían recetado para evitar otro infarto y tomé nota mientras él hablaba de su nueva dieta. Cuando regresamos a casa le dije a mi esposa que iba a hacer de cuenta que me había dado un infarto y adoptaría el mismo régimen de mi amigo enfermo. Seguí la dieta, bajé cincuenta libras y he vivido veinte años desde su muerte (y él era menor que yo).

La medicina podrá condenarme por sugerirle que usted puede ser a veces su mejor médico. Mi viejo amigo H.B. Brown Jr. tuvo que ser su propio médico. Sufrió un accidente automovilístico que lo dejó bastante maltrecho y con un dolor casi permanente en la espalda. Los médicos le dijeron que podía escoger entre vivir con dolor y operarse, pero no le aseguraron que la cirugía fuera un éxito. Ante esas opciones, a H.B. no le quedó más remedio que vivir así y soportar el dolor. Había oído decir que era bueno respirar profundamente para el dolor de espalda, pero el problema era que a él se le dificultaba respirar. Un día leyó que en unas partes de Europa los apicultores viven más de cien años, y que para respirar más fácilmente, ingerían polen de abeja, o el residuo que quedaba una vez que vendían la miel. H.B. consiguió el polen en una tienda naturalista y fue aumentando la dosis hasta que pudo respirar sin problema. Pronto dejó de dolerle la espalda. Todavía toma el polen, está bien de salud y robusto a los 83 años de edad.

Usted también puede ser su propio médico en cuanto al consumo de alcohol. La mayoría de los médicos son evasivos al respecto. Desde los 40 años de edad es posible que usted note una disminución en su capacidad para metabolizar alcohol, a veces después de sólo dos tragos. Empezará a arrastrar las palabras y aunque su cerebro parezca estar tan ágil como siempre, las palabras no le saldrán precisas y claras. Usted tratará de fingir, hablando lentamente y vocalizando excesivamente, pero no logrará engañar a un oído aguzado.

Esa es una buena razón para reducir la ingesta. Pasar una semana sin tomar puede hacerlo sentir mejor de lo que jamás se habría imaginado. Mi amigo, el embajador Franklin S. Forsberg es un hombre que parece no envejecer, aunque ya tiene más de 80 años de edad. Frank disfruta de un trago al almuerzo, pero durante un mes al año se abstiene totalmente de tomar: nada ni nadie podrá convencerlo de tomarse una copa. En ese mes equilibra su organismo y pierde unos cuantos kilos.

Frank es un buen bebedor. No hay muchos de ellos. Mientras que algunos estudios muestran que el consumo moderado de alcohol puede reducir el riesgo de infarto hasta en un 50%, implica otros riesgos.

He descubierto que hasta una pequeña cantidad de alcohol puede alterar la personalidad. Uno puede engañarse uno mismo, dado que lo que dice le suena normal, pero los otros notarán que usted está diciendo cosas que no suele decir, las cuales pueden enfurecer y entristecer a quienes quiere.

Lo más cercano a destruir mi matrimonio y mis amistades ocurre cuando bebo, así sea moderadamente. La bebida libera a menudo repentinas e inexplicables reacciones de combatividad, agresiones reprimidas y paranoia.

Cuando pensaba en escribir este libro, juré que saldría en defensa del whisky, del vino y de otras bebidas alcohólicas. Sí, me gusta beber un poco. No hay nada que cause más euforia, por ejemplo, que el primer trago en un avión, una vez que ha pasado el estrés del despegue y usted se halla cómodamente en el aire. No me imagino una comida decente sin un trago, aunque el whisky embota el paladar y es mirado con desprecio en los restaurantes de primerísima categoría. Entonces, mi mensaje es reducir (no eliminar) y evitar las bebidas alcohólicas en situaciones en las que es probable que haya presión o tensión. O cuando usted está fatigado. En otras palabras, a menos que usted sea alcohólico y no pueda beber en absoluto, tome moderadamente cuando esté contento pero no beba cuando esté cansado, tenso o furioso. ¡En guardia!

Un régimen más estricto para permanecer asombrosamente juvenil (como lo ha logrado pasados los setenta años), Mike Abrams, el gurú de la salud de los ricos y poderosos de Hollywood, incluye cinco prohibiciones. Como usted podrá observar, yo no estoy de acuerdo con el primer mandamiento de Mike Abrams, pero estas son sus prohibiciones:

Nada de trago.

Nada de sal.

Nada de azúcar.

Nada de grasa.

Nada de carne roja.

A las cuales yo agregaría una sexta prohibición: "Nada de diversión".

No soy un entusiasta del ejercicio. Si a usted le gusta y lo hace sentir bien, hágalo. Un estudio de Stanford afirma que perder peso mediante una dieta es tan eficaz para reducir el colesterol y la tensión arterial como el ejercicio solo.

Mi amiga Virginia Salomon prefiere el ejercicio vigoroso. Hace sesenta y dos piscinas cada mañana. Yo le pregunté si eso la hacía sentir bien. "Terrible", respondió. "No nadar me hace sentir maravillosamente". El doctor Christian Barnard está de acuerdo: "El ejercicio es como un baño de agua fría". Uno se siente mejor una vez que ha finalizado".

No hay evidencia médica de que el ejercicio prolongue la vida y hay algunos médicos que creen que la acorta. Me refiero al tipo de ejercicio que hace sudar a un cuerpo mayor y hace que el corazón bombee como una perforadora de petróleo. El tenis está bien si usted ya está en forma; el golf es inocuo y probablemente benéfico. Caminar y nadar son los mejores, según creo; y no es aburridor caminar con alguien agradable, preferiblemente un perro. En cuanto a la natación, es la mejor manera de cosechar los beneficios del ejercicio. Nadar diez minutos diarios es todo lo que se necesita. En su libro, *Total Fitness in Thirty Minutes a Week (Vida total en 30 minutos por semana)*, el doctor Laurence E. Morehouse y Leonard Gross dicen que diez minutos de esfuerzo máximo al día proporcionan el 80% de los beneficios de acondicionamiento cardiovascular que proporcionan horas y horas de ejercicio todos los días. Léase el libro para averiguar cuál es su esfuerzo máximo o pico.

De acuerdo con un artículo de la experta en salud Jane Brody, la mayoría de los estudios recientes afirman categóricamente que el ejercicio moderado más tarde en la vida revierte los efectos del envejecimiento. Ese ejercicio es benéfico no importa cuándo empiece o cuán mal esté físicamente. Si usted puede empezar lo antes posible, dicen los estudios, puede retrasar su reloj biológico entre veinticinco y cuarenta y cinco años. Además, señala el artículo: "No tiene que correr maratones para obtener los beneficios. La persona mayor promedio que no haga más que caminar rápidamente durante treinta minutos tres o cuatro veces a la semana puede lograr diez años de rejuvenecimiento".

Dicen que la búsqueda de una vida más larga llevó a figuras poderosas como el papa Pío XII, el antiguo canciller alemán Konrad Adenauer y Sir Winston Churchill a hacerse transplantes de células fetales de cordero. Y sí vivieron bastante. Linus Pauling, ganador del Nobel, juraba que megadosis de vitamina C extendían la vida entre dieciséis y veinticuatro años, y además lo mantenían en forma. H. L. Hunt gateaba varias veces al día para mantenerse en forma, y Adenauer, con todo y sus células fetales de cordero, creía que pararse derecho ahuyentaba las dolencias. Murió a los 91 años de edad.

Un gerontólogo de la Universidad de Rockefeller que prefiere que su nombre no sea revelado dice que los Tres mandamientos para una vida larga y saludable son: (1) comer la mitad de lo que se come actualmente: (2) hacer ejercicio con regularidad; (3) practicar el sexo a diario.

Respecto a su primer mandamiento, experimentos con ratas realizados en la Universidad de Cornell desde 1935 probaron que los animales alimentados con menos comida de la que necesitaban vivían un 50% más que los que comían lo que quisieran. El doctor Roy Walford de la Escuela de Medicina de la Universidad de California en Los Ángeles repitió el experimento en la década de los años 1970 y halló que cuando comenzaba la desnutrición los animales todavía vivían un tercio más que los sobrealimentados. La mayoría de los hombres y mujeres que conozco y que han llegado a los 80 años de edad son delgados. George Delacorte Jr., a sus noventa y tantos años, todavía caminaba varias millas al día, pero comía como un duende. John Loeb, el banquero neoyorquino, tiene 91 años de edad y es tan flaco como puede ser un hombre sin perder a un buen sastre. Cuando le dio cáncer a los treinta y pico, le dieron sólo un 40% de probabilidades de supervivencia, pero ¡hay que verlo ahora! A los 91 años de edad, Irving Berlin no pesaba más que su edad.

Todo depende de usted. Algunos pensarán que ingerir 1.500 calorías diarias como lo hace el doctor Walford (aplicándose a sí mismo el experimento de las ratas) no es vida. En este caso, por favor consulte con su médico antes de matarse de hambre, preferiblemente un médico que sepa de nutrición.

Uno sí puede estar flaco. Algunos de mis amigos más viejos, particularmente los de California, parecen en proceso de esqueletización. Eso vendrá luego. Ahora que pueden darse el gusto de una buena comida parece que acabaran de salir de cuidados intensivos. Estoy de acuerdo en que las mujeres nunca pueden estar demasiado flacas. Las mujeres delgadas se ven más jóvenes, pero los hombres flacos parecen momias.

No tome esto como una apología de la gordura: es sólo un llamado a la dieta razonable. Coma sólo lo que necesite para rellenar las arrugas de la cara. No haga una dieta de sólo proteínas, cero azúcares. Yo la ensayé y me puse tan irritable que nadie me hablaba. El cuerpo ansía los carbohidratos y un poquito de azúcar compensa una cantidad de alcohol. Como poca carne roja pero me lleno de vegetales con hojas (repollo, coles de Bruselas), que pueden detener el cáncer. Deben comerse las frutas y los vegetales que estén en cosecha antes de que les agreguen los químicos y preservantes. Los expertos en nutrición aconsejan ingerir entre 25 g y 35 g de fibra al día y les pueden indicar las mejores fuentes naturales. El café descafeinado puede no saber tan bien pero le evita esa sensación de acelere. Yukiko Irwin (de quien hablaré más adelante), aprovechando la sabiduría de su antepasado, Ben Franklin (quien también era un fanático de la salud), así como la de Confucio, aboga por la santa moderación en todas las cosas (la comida, el sexo, respecto al cual, como ya se anotó, ella y Ben Franklin parten compañía, y otros placeres) y por la concentración en lo que de positivo tengan sus pensamientos.

En cuanto a las vitaminas (particularmente el triptófano, la vitamina E y la vitamina C), yo las trato de la misma manera en que trato la religión. Las tomo porque sus seguidores pueden tener razón, así como rindo culto porque no quiero quedar por fuera si los "fanáticos religiosos" llegan a tener razón.

Linus Pauling era uno de esos fanáticos. Alguna vez escribió: "Creo que si las personas evitaran la sacarosa —y casi nunca tomaran una cucharada de azúcar del azucarero para echársela a cualquier cosa, evitaran los postres dulces excepto cuando se está invitado a comer fuera, evitaran comprar comidas que incluyan el azúcar como uno de sus ingredientes— reducirían la incidencia de la enfermedad y aumentarían su esperanza de vida. Tome una buena cantidad de vitaminas. Deje de fumar. Y tendrá una vida más larga y más feliz: más brío y vigor y un mayor disfrute en general". Pauling cree que un fumador de una cajetilla diaria tiene el doble de probabilidades de morir de alguna enfermedad cardiaca que un no fumador, y que al que se fuma dos cajetillas se le cuadruplican las probabilidades. También afirmó: "El uso apropiado del ácido ascórbico (vitamina C) podría reducir la mortandad a raíz del cáncer en 50%".

Según Erté, el eminente diseñador de modas, ilustrador y escultor, el trabajo era la mejor forma de cuidar el cuerpo mayor. A los 95 años de edad seguía tan ocupado como en la década de los veinte años. "No necesito drogas para viajar", comentó en una entrevista aparecida en el *San Francisco Examiner*, "porque cuando trabajo, estoy en otro planeta".

Un consejo para las horas de descanso: el sol envejece la piel, lo hace ver mayor e incluso puede causar cáncer de la piel. Yo me cuido de él, pues nunca estuve de acuerdo con la máxima de Aristóteles Onassis: "Esté siempre bronceado en invierno". Prefiero la observación de Noel Coward: "Los perros enloquecidos y los ingleses salen al sol del mediodía".

Fumar cigarrillos puede ser agradable para algunos pero es letal, si no ilegal, para la mayoría. Yo fumo cigarros, pero solamente los más finos puros cubanos. Su aroma es fragante y un cigarro es el complemento de una estupenda comida. Sólo me fumo uno o dos al día y jamás en público. Mi esposa no se queja. Cuando decidí casarme con ella, no le pregunté si me amaba sino si amaba los cigarros. Ella fue suficientemente sabia como para decir que sí, y en treinta y dos años nunca se ha retractado. La única crítica que he oído acerca de los fumadores de pipa no provino del cirujano general sino de Jack Warner, el finado magnate del cine. Warner dijo: "Tenga cuidado con un hombre que fuma pipa. Puede estar pensando".

Los masajes son mágicos, especialmente los japoneses estilo *shiatsu*. Mantienen el flujo de sangre y deshacen los posibles coágulos. Mi terapeuta, Yukiko Irwin, hace milagros y los más famosos médicos neoyorquinos le remiten pacientes.

No es cierto eso de que cuanto más viejo sea uno menos sueño necesita. Mire cómo un perro o un gato viejo se duermen a intervalos frecuentes. Ése es usted. Para confundir más las cosas, es posible que usted sufra de insomnio. El síndrome es común. Después de dos o tres horas de sueño profundo, usted está tan despierto como un leopardo hambriento. Evite las píldoras para dormir, incluso aquellas más suaves que no contienen barbitúricos, porque pueden desorientar aterradoramente, con un efecto tipo Alzheimer. Más bien levántese y empiece a contestar cartas o lea a Tolstoi o a Toynbee. O prepare té caliente. Si nada de esto funciona, cuente las mujeres que ha amado en vez de contar ovejas; reviva su juventud hilando el pasado y representándolo en el teatro de su mente. Cante mentalmente canciones populares. Así nunca estará desafinado. Recordar la letra le servirá de soporífero.

Mantenga la calma y no reaccione exageradamente ante las crisis triviales. Ésas son las peores. Lea *¿Vale la pena morir de estrés?* del doctor Robert S. Eliot y Dennis L. Breo, para un tratamiento de este asunto.

Simplemente no trate de ganar todas las discusiones. Pierda algunas. Ganar puede acortarle la vida. No es necesario llegar siempre a tiempo o flagelarse cuando llega tarde. May Robson, quien estuvo activa en el cine hasta pasados los 80 años de edad, describió el secreto de su resistencia como el "no apresurarse". No trate de ver todo o a todos. En sus últimos años, Noel Coward comentaba: "La gente siempre está informándome acerca de algo de lo cual no me enteré. Lo encuentro muy tranquilizante". Reduzca el estrés disminuyendo las expectativas. Acepte los límites. En Río de Janeiro, los cariocas dicen: "Si pierde el avión, puede regresar al hotel, tomarse un trago y relajarse; así que no hay problema". Quizá deba aceptar algo del Brasil en su vida. Suéltese. Haga lo mejor que pueda pero no haga lo máximo. Logrará más cultivando la serenidad y el aplomo. Controle su ritmo de vida aceptando los límites y, por ende, viviendo con menos estrés y tensión.

Estoy en contra del cuidado médico excesivo, pero es posible que usted no haya llenado una historia clínica ni haya recordado de qué murieron sus padres ni a qué edad. Una buena razón para ver a un médico es para monitorear su organismo contra enfermedades que pueden ser hereditarias. Como sea que lo descubra, es bueno evitar aquello que produce las enfermedades graves que padecieron sus padres. Por ejemplo, si la diabetes fue la causa de la muerte, evite el azúcar. Si el cáncer de pulmón acabó con la vida de uno de sus padres, deje de fumar. Si esforzarse demasiado acabó lentamente con su padre, desacelere. Si su mamá murió de preocupación (la mía sí), relájese.

No estoy sugiriendo que envejecer sea maravilloso. *El rey Lear* de Shakespeare es un retrato devastador de la erosión del cuerpo y del espíritu producida por la vejez. Y aun así, nada puede superar el asombro de estar aquí todavía. Y en cuanto a los límites, no tienen por qué deprimirlo. Ya tuvo sus años sin límites. El filósofo chino Lao Tse escribió: "Las cosas envejecen por un exceso de vigor". Agradezca que haya sobrevivido algo de su vigor. Por eso la fiesta sigue para usted, aunque muchos de los que llegaron con usted hayan tenido que irse temprano.

Usted puede estar saludable casi hasta la hora de su muerte. La actriz Ruth Gordon lo estaba cuando murió mientras dormía a los 88 años de edad. A la larga, el cuerpo tiene que fallar, pero qué bueno que falle totalmente y de una sola vez para que sus últimas palabras tengan sentido.

Capítulo VI

Sólo termina cuando se acaba

Así como los niños se duermen con sus juguetes, entonaba el rabino en la ceremonia en honor del senador Jacob K. Javits, "nosotros sólo soltamos nuestros bienes terrenales cuando la muerte nos alcanza...".

La muerte es una aguafiestas. Apenas uno logra saber cómo es la movida, llega y se tira la fiesta. Los únicos que le dan la bienvenida a la intrusa son aquellos para quienes la vida es más dolorosa que la anticipación de la muerte. Pero trate de encontrar a uno de ellos. Las unidades de cuidados intensivos están llenas de personas que luchan para mantenerse vivas, con tubos y toda clase de aparatos saliéndoles de cada vena u orificio. La negación de la muerte es un engaño que se practica desde que uno nace. La gente —especialmente la "importante"— se comporta como si nunca esperara morir, confirmando así lo que dice Woody Allen en su película afirmadora de la vida, *Hannah y sus hermanas*, en el sentido de que si realmente creyéramos que la muerte es inevitable, se nos dañaría todo lo que viene antes. Pero la realidad es que todos *estamos* sentenciados a muerte, así la sentencia sea una suspendida; tal como afirmó Thomas Gray en su *Elegía escrita en un cementerio de aldea*: "... toda esa belleza, todo lo que la riqueza proporcionó, /espera igualmente la hora inevitable: / Los caminos de la gloria sólo a la tumba conducen".

Cuando sea que ocurra, racionalmente no deberíamos temerle a la muerte. William Hazlitt, quien ya debe haber experimentado la verdad de sus palabras, observó: "Hubo un tiempo en el que no éramos; eso no nos preocupa: entonces, ¿por qué debería preocuparnos que llegará un tiempo en el que no seremos más?"

En efecto, ¿por qué? Ya sea por el olvido o por lo que sea, a mí me sigue preocupando la idea de estar eternamente separado de mi esposa, mis amigos, mi trabajo, mis grandes pasiones ocasionales y de ciertos restaurantes de Nueva York, París, Londres y Lyon. Aparte de estos placeres terrenales, no quiero cambiar mi cama por una tumba húmeda y descuidada para reposar allí para siempre bajo la nieve y la lluvia y la luz de las estrellas lejanas.

Es increíble: desde su carácter repentino hasta su aspecto. En un instante se acaba la vida: los recuerdos, los apetitos carnales, las esperanzas, las fantasías. En la muerte, los cuerpos contorsionados parecen maniquíes rotos. Solamente los ojos, si no están cerrados, son reales, contemplando aquello que debemos esperar para ver.

Pero ¿qué tal que, como afirman algunas religiones, no estemos condenados al vacío después de la muerte? Según un informe del *New York Times*, más de ocho millones de personas han tenido experiencias "cercanas a la muerte", en las que muchos dicen "que entraron en un túnel de oscuridad y avanzaron hacia una resplandeciente luz blanca que emite calor y amor, que se vieron anegados por una sabiduría que superaba sus capacidades normales y que descubrieron el orden o el sentido de la vida". Una advertencia. También es posible hallar allí a ex esposas y antiguos enemigos cuya partida anticipada nos dio placer. Dependiendo de la composición del comité de bienvenida celestial, es posible que no sepamos si estamos en el cielo o en el infierno.

Y si la reencarnación es nuestro destino y hemos de regresar en una forma diferente, ¿qué seguridad tendremos de no acabar cambiando un puesto en la Bolsa de Valores de Nueva York por un puesto como remero de una barca en el Ganges? Mi idea del cielo es pasar la próxima vida en compañía de un viejo amor, así ya no podamos recordar lo que fue nuestra vida en común en el pasado. ¿Cómo la reconocería? El compositor Lorenz Hart lo expresó de manera muy conmovedora en la siguiente letra:

Algunas cosas que suceden por primera vez
Parecen estar sucediendo de nuevo.
Y así parece que ya nos conocemos,
Y que nos hemos reído y amado ya,
Pero, ¿quien sabe dónde o cuándo?

Para quienes le tenemos miedo a la muerte, quizá el camino más fácil sea el de luchar contra ella. Dylan Thomas nos exhorta: "No entres mansamente en aquella buena noche, / La vejez debe arder y delirar al final del día; / Rabia, protesta furiosamente contra la muerte de la luz". Si usted no tiene fuerzas para luchar, entonces considere este ruego más suave desde el más allá de un poeta desconocido (por mí).

No te pares a llorar ante mi tumba.
Yo no estoy ahí. Yo no duermo.
Soy mil vientos que soplan.
Soy el diamante que reluce en la nieve.

71

Soy la luz del sol sobre el grano maduro.
Soy la suave lluvia de otoño.
Cuando despiertas en el silencio de la mañana,
  Soy la ascendente ráfaga veloz
De silenciosas aves en vuelo circular.
  Soy las tenues estrellas que brillan en la noche.
No te pares a llorar ante mi tumba.
  Yo no estoy ahí. Yo no he muerto.

Sea que usted "rabie" o se resigne a lo inevitable, no pierda tiempo amargándose por esos días de sombras alargadas.

Viva estrepitosamente. Es tonto sentarse a esperar al cobrador cuando el cobrador puede llegar tarde. El entrenador de béisbol Yogi Berra nos enseñó que "sólo termina cuando se acaba". Y si Larry Hart, el Nuevo Testamento, Buda y el Corán tienen razón, de golpe tampoco se acaba entonces. O usted estará con sus compinches en el paraíso o no sentirá absolutamente nada.

Capítulo VII

TOTAL, ¿QUÉ ES EL ÉXITO?

En algún momento de la vida —puede ser al cumplir los 40 años de edad—, usted podrá preguntarse si ha tenido o no éxito en la vida. O usted podrá bloquear la pregunta por completo. Lo invadirá la sensación de que esto es lo que tiene. Ya se convirtió en aquello en lo que se iba a convertir. Usted quería más. Hace el duelo por la muerte de sus esperanzas juveniles. ¡Qué tonto! ¿Cómo es posible que usted haya fallado?

O, en algún momento de la vida —puede ser tan tarde cuando cumpla los 80 años de edad—, usted celebra su suerte, que en ese entonces ha racionalizado como talento y sabiduría. Mientras todos los que lo rodeaban fracasaban, usted mi querido amigo, amasó esos millones, o se hizo famoso, o ambas cosas. Mira con admiración a su mujer, aquella por la cual cambió a la anterior. Valió la pena. Todo valió la pena. Ahora lo único que debe hacer es mantenerse vivo.

La última etapa de la vida ocurre cuando se ajustan cuentas por todo lo que uno ha hecho o dejado de hacer en los años anteriores. Si ha abusado de su cuerpo, usted es un desastre a los cincuenta, está gagá a los sesenta y enfrenta una muerte temprana pero bienvenida. Si ha perdido veinte años de su vida adulta en tonterías

73

sin sentido pero agradables, usted paga volviéndose imposible de emplear y sin la capacidad de pagar sus cuentas. Usted da vergüenza. La pobreza sólo les conviene a los jóvenes y a los prometedores. Si, por el contrario, usted ha perseguido el éxito, la fama, la riqueza obsesiva y resueltamente —ya sea en el comercio o en las artes—, pagará al no tener tiempo de divertirse o al contar con una gama de intereses tan limitada que usted es un tipo aburrido...

Nada de lo anterior constituye el éxito. Alcanzar las metas de la juventud no lo hace exitoso a uno. Las metas pueden ser equivocadas. Ser incapaz de cumplir los estándares del éxito impuestos en los programas de entrevistas —es decir, riqueza, celebridad o notoriedad— no significa fracasar. El éxito mismo no es una constante. Usted puede creerse exitoso a los 40 años de edad y un fracasado a los 60 años de edad. Va y viene y a menudo arruina al receptor en el proceso. El escritor Scott Fitzgerald dijo: "Nada fracasa tanto como el éxito". Su triste vida lo comprobó. Mi amigo Herbert R. Mayes agregó: "Nada se desvanece tanto como el éxito". Demasiado cierto. Marilyn Monroe escribió: "Adiós fama. Ya estoy harta de ti, fama". Su vida no fue una vida exitosa.

Una vez perdido, el éxito convencional lo lleva a uno a abismos de desesperanza más oscuros que a aquellos que nunca han llegado a la cima. Stephen Sondheim escribió un lamento del perdedor en una de sus memorables letras de *Follies*:

> *El éxito es genial*
> *y el éxito es dulce,*
> *pero cada altura tiene su caída.*
> *Cuanto menos logros*
> *menos derrotas.*

*¿Para qué empujarse
hasta la cima?*

Incluso cuando el éxito dura, persiste ese ogro al que se refería Nietzsche cuando comentó que cada deseo lleva a nuevos deseos que exigen cumplimiento. No basta lograr el éxito. Uno debe empequeñecerlo con logros mayores posteriores. El difunto David O. Selznick, no contento con haber producido la obra maestra suprema de la pantalla grande, *Lo que el viento se llevó*, pasó el resto de su vida paralizado por su triunfo. Jamás encontró un tema que a su modo de ver se comparara con el de su primer éxito. Mi esposa, una persona modesta y realista, juró que si veía uno de sus libros en la Lista de superventas durante *una* semana sería feliz para siempre. Y no lo fue. Sus libros permanecían en la Lista de bestsellers del *New York Times* durante meses, pero la semana en que dejaban de aparecer era como si hubiera habido una muerte en la familia.

Irving Berlin resumió esta situación así: "Lo más duro respecto al éxito es que uno tiene que seguir siendo exitoso".

Yo creo que el éxito no consiste tanto en hacer lo que uno quiera como en querer lo que uno hace. Si usted amasa una fortuna haciendo algo que detesta o que le avergüenza, ha fracasado. Johnny Carson aconsejó alguna vez: "Nunca siga en un trabajo que no le guste. Si usted goza con lo que está haciendo, se querrá a sí mismo; tendrá paz interior. Y si tiene eso, además de salud física, habrá tenido más éxito de lo que habría jamás imaginado".

El éxito es más satisfactorio cuando uno tiene a un ser amado con quien compartirlo. Si usted logra que otras personas se den cuenta del potencial que tienen, sentirá una alegría muy especial. Muchas personas exitosas se sienten culpables por ser más afortunadas que la mayoría de la humanidad. Por eso ayudan a otros, a menudo anónimamente. Uno de mis buenos amigos pudientes identifica a alguien que esté especialmente necesitado y hace algo para ayudarlo materialmente. La única condición que impone es que jamás se revele su nombre. Además de su filantropía pública, Frank Sinatra fue otro de aquellos cuyas donaciones anónimas eran numerosas y sustanciales. Estas son personas exitosas.

El éxito genuino no puede alcanzarse sin integridad y respeto por los valores morales. Esto puede parecer anacrónico en una sociedad que le rinde culto al Becerro de Oro y en el cual, según palabras de Cole Porter, "todo vale". Amasar una fortuna recurriendo a "jugadas sucias", deshonestidad o crueldad no le comprará el respeto de su familia o de sus pares. Ellos saben casi siempre lo que usted es. Walter Winchell fue uno de los hombres más poderosos de su tiempo. Los monarcas y los presidentes leían su columna periodística. Las acciones subían de precio cuando él mencionaba favorablemente alguna compañía. Alguna vez escribió en su columna: "Sea amable con la gente que conozca en su camino hacia la cúspide. Son las mismas que verá en el camino hacia abajo". Pero él no lo fue. Usó su poder para destruir a aquellos que lo contrariaban. Los únicos asistentes a su entierro fueron pagados para que concurrieran.

Un hombre exitoso es amado por sus hijos, quienes lo han hecho sentir orgulloso de ellos. Mi amigo Gene Shalit es uno de ellos. Famoso como crítico y figura de la televisión, considera que su logro más importante es el amor y el respeto de sus seis hijos, todos ellos muy talentosos. Durante la enfermedad y después de la muerte de su esposa, él tuvo la responsabilidad de criarlos. Los motivó para que se cuidaran unos a otros y fueran independientes, pero las presiones de su trabajo en el canal nunca le impidieron estar disponible para ellos. Cuando ingresaron a la universidad, cada hijo recibió una tarjeta de crédito telefónica sin limitación de cupo de llamadas, siempre y cuando se comunicaran entre ellos. Ninguno de los hijos violó esta condición.

Un hombre exitoso es aquel que goza del amor y la confianza de una mujer, un trabajo que le gusta y en el cual sobresale y un permanente sentido del humor.

Una persona exitosa es aquella que ha compuesto un concierto o una novela que considera su mejor obra, sin importar lo que digan los críticos o las ventas. Es también el actor que alguna noche de una temporada teatral de tres años ha brindado una actuación tan pura que él pensó que la había realizado otra persona. Éxito fueron Yul Brynner y Woody Allen.

Un hombre exitoso es aquel que hace su trabajo maravillosamente y ejerce pleno control sobre su vida y su trabajo. Uno de ellos es Marten Cornelissen, quien emigró de Holanda a Northampton, Massachusetts, donde fabrica violines y violas en una casa tan humilde como en la que vivió y trabajó Stradivari en Italia. Dicen que los instrumentos de Cornelissen podrán ser tan buenos como los de Stradivari cuando maduren en uno o dos siglos. En el momento son muy buenos.

Un hombre exitoso es aquel que muere en su casa mientras duerme después de una vida plena.

El éxito es aquello que lo hace sentir bien a usted y a los demás. Cualquier cosa que lo haga sentir mal a usted o a los otros es un fracaso, no importa cuánta plata se haya ganado en el intento.

El fracaso honesto, la incapacidad para alcanzar las expectativas propias, se entremezcla con el éxito. La mayor parte del vivir se compone de tres partes de fracaso por una de éxito. Nada funciona perfectamente y nadie lo tiene todo. Para ser exitoso, uno debe arriesgarse y soportar el fracaso. Al igual que el éxito, el fracaso va y viene. No es constante a menos que uno deje de esforzarse. El solo trabajar por algo que no resulta del todo ya es un tipo de éxito, si el trabajo es bueno.

Sería hipócrita al afirmar que el dinero y el poder no son agradables. Comparto el apunte de Sophie Tucker: "He sido pobre y he sido rica y es mejor ser rica". Pero entonces, ¿por qué conozco tantos ricos desgraciados? Quizá porque obtuvieron sus riquezas de manera desgraciada, y ellos lo saben.

Los placeres sibaritas merecen la pena para quienes son amantes de la buena vida. Para mí, los buenos vinos, la alta cocina francesa y los cigarros habaneros (tamaño Churchill) son lo que espero encontrar en el paraíso. Seguro que en el cielo se permite fumar, en algún rincón distante allá arriba (donde nada es peligroso para la salud)—, o si no, ¿para qué sirve un cielo? Siento lástima por aquellos que han acumulado riqueza pero que carecen del gusto para disfrutarla. Malcolm Forbes sabía cómo vivir bella y generosamente. También lo supo W.R. Hearst. Y aun así, uno no necesita ser rico para conocer las raras delicias que el mundo proporciona. En mi juventud gasté más dinero en finos cigarros y vinos que en el arriendo.

Claro está que hay otras mediciones de los logros. El éxito consiste en la determinación de seguir vivo y hacer algo con el resto de la vida. Lo exhorto a que pase sus últimos años tratando de seguir siendo exitoso, o como lo expresó Irving Berlin, reversando los fracasos mediante nuevos esfuerzos.

Y en cuanto a la envidia, olvídela. Estudie las palabras de Alexander Solzhenitsyn. "Si su espalda no está rota, si puede caminar con los dos pies y doblar ambos brazos, si puede ver con ambos ojos y oír con los dos oídos, entonces ¿a quién va a envidiar? Y ¿por qué? Nuestra envidia de los otros es lo que más nos devora. Frótese los ojos y purifique su corazón y valore por encima de todo lo demás en el mundo a aquellos que lo aman y para quienes desea lo mejor".

En eso consiste el éxito.

Capítulo VIII

LA TIRANÍA DE LO PRÁCTICO

En realidad, si tuviera que vivir otra vida, preferiría regresar como albañil, plomero o electricista. Porque sin un plomero, una familia feliz en todo sentido puede convertirse en un nido de serpientes de frustración. Los premios, el éxito, el dinero, la salud, dejan de tener sentido mientras uno espera impotente la llegada del hombre que puede evitar que la tubería siga chorreando sobre su computador de última tecnología y goteando sobre el único cuadro que merece la pena entre los que posee.

Mi viejo amigo, el fallecido Milton Gordon, había ideado un truco muy bueno que le permitía atraer a todos los trabajadores que necesitaba inmediatamente. Hizo saber que no le importaba que lo estafaran. Cuando recibía la primera factura exorbitante por un trabajo mínimo, llamaba al techador, electricista o quien fuera y exclamaba: "Recibí su factura y es un gran alivio ver lo razonable que es". Después de esta llamada, los albañiles, techadores, electricistas y plomeros hacían fila para trabajarle a Milton, mientras que los vecinos entraban en paro cardiaco porque no lograban conseguir a nadie

81

que les arreglara nada durante su vida. Según Milton, el sobrecosto valía la pena.

Art Buchwald tiene un inteligente plan para asegurar que los trabajadores cumplan las citas. Él sabe dónde suelen desayunar y se traslada allí para asegurarse de que su hombre no se demore ni se pierda en el camino hacia la casa de los Buchwald. Ha llegado hasta a pagar la cuenta del desayuno con tal de apresurar al hombre en cuestión.

Uno podría pensar que Robert Tisch, cuyo imperio hotelero emplea artesanos habilidosos por todo el mundo, sería capaz de lograr que un trabajador llegara a su apartamento cuando él lo necesitara y le diera un precio conveniente. Pero no es así, según me contó un amigo suyo. El señor Tisch, quien escudriña cuidadosamente los costos laborales en su oficina, raramente cuestiona las facturas por reparaciones en su casa. Su tiempo vale más que el costo psicológico de regatear inútilmente.

Para aquellos que están menos dispuestos a ser generosos, o no se pueden levantar suficientemente temprano para desayunar con el plomero, hay otros métodos. Lo que necesita repararse puede no necesitarlo, todavía. Aguánteselo. Es posible que viva más tiempo así que pasando por la tortura de tratar de que lo arreglen (y fracasar en el intento). Una llave que gotea puede seguir goteando durante años sin causar daño. Déjela gotear.

Otra idea. Trate de descubrir cuál es la ambición secreta de su trabajador. Si quiere ser actor, pídale a un productor amigo que le haga una audición. De golpe desea escribir. Convénzalo de que lo deje leer su manuscrito manchado de café. Su hija puede querer ser modelo. Pídale a un fotógrafo amigo que le tome fotos. Mantenga las esperanzas de su trabajador en alto y nunca le incumplirá una cita para arreglar un tubo roto. Así puede tomarle el pelo durante años y mantener su casa en perfecto estado.

Nunca pague parte de la cuenta por anticipado. El trabajo tiende a terminarse más rápidamente cuando se debe plata. Deje por ahí a la vista el trago. Ya sea que lo mezclen con la pintura o no, tiende a desaparecer y el trabajo avanza más rápido. Si usted esconde el trago, se pierde tiempo mientras lo encuentran (y siempre lo encuentran).

Hágale saber a cada uno de sus trabajadores que figura en su lista de regalos de Navidad y recuérdele que su lista está incompleta cuando necesite un trabajo en noviembre. En el caso de sus trabajadores más importantes, dígales que los ha incluido en su testamento y de vez en cuando aparente desfallecer y tambaléese un poco.

No pelee con un trabajador. Es mejor dejar que su esposa se vaya a dejar que el techador salga furioso. Usted puede conseguir otra esposa pero es posible que jamás encuentre otro techador... u otro trabajador de cualquier tipo. Correrá la voz de que usted es difícil de satisfacer. Otra razón por la cual no debe pelear con esos tipos es que pueden matarlo con alguna de sus herramientas y decir que fue en defensa propia.

Algunos electrodomésticos pueden arreglarse dejándolos caer. Por ejemplo, una tostadora. Sin embargo, no vaya a dejar caer un televisor. A menos que usted sea un genio para la mecánica, tratar de repararlos puede ser peligroso. Un amigo mío trató de arreglar una conexión eléctrica con el resultado de que sus vecinos atónitos observaron relámpagos difusos que provenían de su techo. Esto fue a mediados de enero. Mi amigo tuvo que ser retirado, por los bomberos, de un radiador de acero al cual parecía haberse pegado. Otra amiga causó un apagón en cuatro pisos de su edificio mientras trataba de conectar una línea de televisión por cable.

Tiene que haber una forma de manejar esta frustración. Usted podría considerar la posibilidad de matricularse en una escuela de oficios para aprender a arreglar cosas. Además de resolverse sus problemas, usted tendrá una nueva carrera muy rentable como uno de los pocos privilegiados que saben cómo poner a funcionar las cosas y cómo hacer esperar a la gente. Usted tendrá más poder que el presidente de AT&T.

Capítulo IX

ESO CALMA LOS NERVIOS

Este chiste, como muchos, se narra en distintas versiones y tiene muchos padres. A mí me gusta la forma en que el comediante judío Myron Cohen lo contaba. Decía haber escuchado a un hombre mayor cuando le preguntaba a su compañera que tenía cuarenta años menos que él en un club nocturno de Las Vegas: "Querida, ¿si yo perdiera todo mi dinero me seguirías queriendo?" "Claro que sí", respondió su Lolita, "y te extrañaría". Lo cual prueba, en este caso, que el dinero sí puede comprar amor. Lo único que tocaba hacer era conservarlo.

Quizá yo pueda ayudarle a conservar lo que tiene e incluso agregarle un poco. Mis credenciales: empecé mi vida adulta como un analfabeto económico y treinta y cinco años más tarde fui reseñado en *Forbes* como un mago de las inversiones. He despilfarrado, gastado y botado plata pero la he vuelto a ganar con creces. Estas son algunas de las cosas que he aprendido.

El dinero es importante a medida que uno envejece. No tanto por lo que puede comprar como por los demonios que es capaz de desterrar. Es más potente que un pene de veintidós años para los hombres y un afrodisíaco para las mujeres que ellos conocen. Los ataques de pánico de las cuatro de la mañana desaparecen rápidamente al contemplar los tesoros de treinta años en la bóveda de seguridad. Si el mercado está en alza, las cifras en la impresión del portafolio pueden despertar pasiones más profundas que los cuerpos que aparecen en *Penthouse*. Usted no tiene que ser rico para tener seguridad económica. En cambio, sí tiene que vivir hábilmente dentro de sus posibilidades. Muchos hombres con recursos considerables están maniatados porque gastan más de la cuenta. La peor aflicción que puede padecer un hombre es una esposa demencialmente extravagante. Yo doy gracias por haberme enamorado de una chica algo tacaña y de haberme casado con ella.

Las mujeres tienden a gastar más cuando se casan, pero las que son algo tacañas ahorran más con el paso de cada ansioso año. ¿Cómo se hace para saber si su potencial compañera es suficientemente tacaña? Yo supe que la mía lo era cuando compró un Mercedes Benz en efectivo ganándose un sueldo de secretaria. Al menos eso fue lo que me dijo.

Es una dicha encontrar una compañera así. Una chica a quien conocí (íntimamente) solía enterrar sus facturas de manera que tocaba organizar una cacería del tesoro para encontrarlos. Nunca supe cuánto debíamos hasta que llegó la policía con una notificación de desalojo y dos de mis carros fueron embargados. Es difícil mantener una erección cuando la cama de uno es la garantía para un préstamo.

El hombre mayor debe acercarse al mercado de valores con más precaución que la normal. Si invierte en acciones, no se fíe, repito, *no se fíe*, demasiado de los consejos de un corredor de bolsa. A lo mejor los llaman corredores, porque algunas personas tienen que escapar de ellos corriendo. Aunque hay excepciones (mi actual corredor de bolsa, por ejemplo), he hallado que esos consejos pueden ser muy costosos. Después de todo, ellos son evaluados hasta cierto punto por la cantidad de comisiones que se ganen, así usted salga ganando o perdiendo.

En todo caso, después de los 55 años de edad, comience a fortalecer la parte de su portafolio que produce renta. Póngale menos énfasis al "crecimiento" y más a los dividendos. Evite la especulación. Pásese a bonos municipales de primera clase cuando las tasas de interés se vuelvan atractivas. Lea cuidadosamente la prensa financiera para obtener información acerca de salarios y beneficios excesivos para los ejecutivos. Los documentos vigilados por la Comisión de Bolsa y Valores en los que las compañías esbozan sus métodos y procedimientos son particularmente buenos para informarse acerca de cuánto están llevándose los ejecutivos de una compañía. Una regla que me ha servido mucho es la de no invertir en compañías en las que yo sería feliz como empleado. Probablemente despilfarran demasiado.

Los mejores consejos que he leído acerca de las acciones provienen del libro *¿Dónde están los yates de los clientes?*, de Fred Schwed Jr. Fue escrito hace más de medio siglo. El señor Schwed aconseja:

Cuando exista una bonanza en la Bolsa y todo el mundo esté corriendo a comprar acciones ordinarias, recoja todas sus acciones ordinarias y véndalas. Tome los ingresos e inviértalos en bonos conservadores. Sin duda las acciones que usted vendió subirán de precio. No le preste atención a esto, sólo espere la depresión que llegará tarde o temprano. Cuando esta depresión —pánico— se convierta en una catástrofe nacional, venda sus bonos (quizá con pérdida) y vuelva a comprar las acciones. Sin duda el precio de las acciones caerá aún más. De nuevo, ignore ese hecho. Siga repitiendo esta operación durante toda su vida y tendrá el gusto de morir rico.

Para una excelente orientación más nueva sobre cómo manejar su dinero, recomiendo el libro de John Train, *Preservando el capital.* ¡Es capital!

Al hacer cualquier inversión, tenga en cuenta su edad y la posible duración de su vida. Eso deja por fuera la compra de tierra sin desarrollar para fines de valorización, los proyectos de construcción, otros negocios nacientes que esperan volverse rentables en el próximo siglo y cualquier cosa descrita en el prospecto como "a largo plazo". Como decía Lord Keynes: "A largo plazo, todos estamos muertos". Yo nunca invierto en nada que tome más de dieciocho meses o dos años en reportar beneficios.

Si tiene que comprar una casa nueva, nunca compre la mejor casa en un vecindario pobre. La peor casa en un vecindario rico es siempre una inversión superior. Es preferible que lo miren mal sus vecinos ricos a que sus vecinos pobres lo miren bien y les tiren piedras a sus perros. Probablemente ni siquiera debía comprar otra casa. Piense en los ingresos que usted obtendría del dinero amarrado en una casa. A su edad, se necesita movilidad. Hace poco decidí no comprar otra casa cuando me di cuenta de que si el dinero necesario para comprarla se invertía, de manera conservadora, produciría suficientes ingresos para hospedarme en cualquier hotel *resort* que escogiera, sin ninguno de los dolores de cabeza que implica ser propietario y dejando mi capital intacto y líquido.

Si las quejas lo ponen mal fácilmente, como a mí, no es buena idea invertir en propiedades para arrendar. Ni un título de acciones ni papeles del Tesoro a noventa días van a despertarlo a las tres de la mañana para pedir un inodoro nuevo. He tenido que llamar plomeros desde Nairobi para atender a las exigencias de mis inquilinos en Long Island. El ya fallecido, muy rico y muy agudo compositor de canciones y productor Billy Rose aconsejaba: "Nunca compre nada que se mueva o necesite pintura".

No acepte consejos sobre inversiones de sus médicos, y mucho menos de los psiquiatras. Mi psiquiatra trató de interesarme en invertir en un submarino con forma de ballena. La idea era que esa ballena de submarino saldría a la superficie cerca de la playa en Santa Mónica, con publicidad pintada en los costados. Cuando escuché semejante idea, supe que había ocurrido una transferencia. Yo estaba curado pero él estaba enfermo. Más adelante sí se hizo rico comprando como loco todas las propiedades playeras que pudo en Malibú, probando con ello otro punto. No hace daño estar un poco loco para hacer una gran cantidad de dinero.

Algunos asesores personales de inversión son todo menos infalibles. Según mi experiencia, sus consejos son más bien mediocres en el mejor de los casos. Y en el peor de los casos, pueden arruinarlo a uno. Trabaje en manejar su propio dinero. Lleve usted mismo su chequera así no logre cuadrar las cuentas. Sepa adónde va su dinero. Inviértalo en negocios que usted entienda, si es posible manejados por personas cuya reputación conoce. Si tiene amigos ricos escuche sus conversaciones. De golpe escucha algo acerca de un movimiento corporativo que pueda subirles o bajarles el precio a las acciones. Evite las acciones con nombres que empiecen con *Bio* o terminen en *ics* o *ix*. Antes de comprar acciones asegúrese de que los directores y ejecutivos de la compañía tengan más acciones que usted en la compañía. Las esposas de los directores de corporaciones que parlotean indiscretamente durante el almuerzo son una maravillosa fuente de información financiera. Escuche atentamente e invítelas a otro trago.

Trate de no prestarles dinero a sus amigos. Es la mejor forma, como escribió Shakespeare, de perder el dinero y el amigo. "Si quiere tener enemigos, présteles plata a los amigos", reza un proverbio catalán. Y si necesita plata prestada, obténgala de un banco. El amigo-prestamista lo mirará con desaprobación cada vez que usted se vaya de vacaciones o haga una fiesta.

Yo tengo reglas diferentes —y algo contradictorias— para gastar la plata.

A menos que sea pobre de solemnidad, siempre dé propinas generosas. Eso facilita la vida. No vaya a creer ni por un momento que eso lo hace ordinario. Ningún mesero, maletero o taxista ha expresado su desaprobación mientras se guarda un billete de veinte dólares, diciendo: "Dios mío, qué ordinariez". Por el contrario, la vida urbana es enloquecedora y algunos restaurantes viven tan llenos que es muy reconfortante saber que uno puede obtener su mesa preferida inmediatamente. Mi mujer jura que cuando yo llego a un aeropuerto, los maleteros sueltan las maletas de los otros pasajeros para recoger las mías. No revelaré cuánto les doy de propina. Eso sería de mal gusto. Sólo trate de aumentar sus propinas hasta que obtenga los resultados deseados. No basta ser generoso con las propinas. Usted debe interesarse por las personas que lo atienden. A mí me tratan bien porque me importan las personas que me atienden. Darles buenas propinas es sólo una muestra de mi preocupación por su bienestar.

Es mejor pagar la cuenta de la comida que esperar a que un amigo que le debe lo haga. Algunas personas asumen que siempre son los invitados. Si esas personas piensan que uno es más rico que ellas, se convencen de que nunca tienen que pagar. Hay excepciones elegantes. Un conocido mío que trabaja como doble de películas siempre trae flores o un regalo cuando lo invito a mi casa e invariablemente gana la lucha por ver quién paga cuando le toca el turno en un restaurante. Quizá se prejuició, pero me parece que cuanto más liberal sea alguien en política menos probable es que pague una cuenta. Es posible que se queje de las grandes corporaciones pero no tiene ningún problema en gozar de la hospitalidad capitalista, la suya.

Unas palabras finales. Haga regalos, pero que sean de calidad. He aquí otro aforismo de Billy Rose: "Si sólo tiene veinte dólares para gastar en un regalo, gásteselos en una pastilla de jabón". Ajustados según la inflación, esos veinte dólares equivalen a cincuenta dólares de hoy.

No gaste todo lo que tiene porque usted no debe vivir más que su dinero. La vida es perversa. Si está quebrado, vivirá para siempre. Si es rico, morirá mañana. Para confundir al hado, viva bien, pero poco a poco.

Yo creo que el dinero y vivir un poco por debajo de sus capacidades económicas son esenciales para conservarse joven toda la vida. Estar corto de dinero y vivir en el límite aceleran el proceso de envejecimiento, especialmente de sus acreedores. El dinero puede no traer la felicidad pero sí calma los nervios.

Capítulo X

GRACIAS POR LA MEMORIA

Usted es presa del pánico, se siente humillado y aterrorizado. Junto a usted, en una fiesta, hay una mujer de pie. Usted no recuerda su nombre. Ella es su esposa. Al día siguiente, durante un minuto interminable, usted no sabe dónde está ni quién es, ni quién es la mujer que está entre su cama.

Estas son las pesadillas aterradoras del hombre mayor que comienza a olvidar las cosas. Nada de lo anterior ha sucedido en realidad, pero el hombre mayor teme que sucedan, y que le ocurran a él.

A todo esto yo agrego que uno no está empezando a olvidar las cosas. Siempre se le olvidaron. El problema es que sencillamente uno empieza a darse cuenta de ello. A todos se nos pone la mente en blanco en alguna ocasión y eso da miedo, pero no es el fin de la memoria.

Cuando yo tenía trece años de edad, mi mamá me regañaba diciendo: "Si tu cabeza no estuviera pegada a tu cuerpo, olvidarías la cabeza". Me olvidaba de las tareas, de las citas con el dentista y dejaba los libros en el bus del colegio, es decir, mostraba signos de senilidad antes de llegar a la pubertad.

Cito estas cosas en defensa de la idea de que olvidar las cosas puede ser no tanto una aflicción de la vejez como un defecto de carácter. Creo que también es un síntoma de sobrecarga cerebral. Uno ha escuchado y recordado demasiadas cosas en la vida y algunas de esas cosas acaban relegadas al fondo de la mente. Yo estoy convencido de que uno olvida lo que quiere olvidar y a quienes desea olvidar. ¿Quién podría olvidar la imagen deslumbrante y chistosa de Marilyn Monroe en la pantalla cinematográfica? Otras imágenes pueden desecharse más fácilmente. Cuando yo era candidato a oficial durante la Segunda Guerra Mundial, se me olvidó dónde quedaba el cuartel de mi compañía e hice romper filas a mis hombres a dos millas de distancia. Eso me costó los galones de teniente. También los pilotos jóvenes han tenido lapsus de memoria y hecho aterrizar aviones en los aeropuertos equivocados.

Es difícil entrenarse uno mismo para recordar los nombres, a cualquier edad. Y algunos individuos no facilitan la tarea. Los peores son los que lo dejan a uno en el aire cuando dicen: "Usted me recuerda, ¿no?" Quisiera siempre contestar: "No, pero ¿qué hizo usted para que yo lo olvidara?"

A menos que usted sea una celebridad de clase mundial, resulta siempre muy considerado iniciar una conversación con "Soy fulano de tal". Invariablemente, la persona a la que usted se dirige responderá con su nombre. He descubierto que incluso las celebridades y las personas famosas entre ellos los políticos a veces le salvan a uno la vida. Mary Tyler Moore, una de las personas más famosas del mundo, dice siempre: "Soy Mary Tyler Moore". Johnny Carson y Tony Randall (entre otros) tampoco dudan en identificarse.

Uno de los ejemplos más llamativos de este rasgo de carácter se dio hace muchos años en un ascensor del Radio City Music Hall de Nueva York. Extendiendo la mano al acomodador que lo conducía a su puesto, el otro ocupante del ascensor dijo: "Hola. Me llamo Dwight D. Eisenhower".

Pero ¿qué pasa si usted no tiene ni idea (ni le dan pista alguna) de quién es el señor que está dándole la mano amigablemente? Yo casi siempre me las ingenio para salvar la situación preguntando: "¿A qué te dedicas ahora?" Es posible que esto estimule la memoria, pero hay peligros. La respuesta podría ser: "Soy John McEnroe y acabo de regresar de Wimbledon". Si alguien piensa que *usted* es otra persona —o está evidentemente equivocado al decir que lo vio en algún lugar o que habló con usted—, no lo corrija.

He tratado de memorizar las caras, especialmente cuando he metido la pata. Me ha sucedido repetidamente que no reconozco a una famosa dama que indefectiblemente me reconocía. Frustrada, exclamó: "En realidad no sabes quién soy, ¿verdad, David?" Me aventuré a lanzar el nombre de alguien que se le parecía pero tenía veinte años menos. Halagada de haber sido tomada por una mujer más joven, me perdonó. Tomé la determinación de no volver a olvidarla jamás. Unas semanas después, en un restaurante de Manhattan, un amigo me llamó a su mesa para presentarme a una dama a la que yo había estado mirando durante las últimas dos horas. No tenía ni idea de que era precisamente la dama que yo había jurado no olvidar jamás.

Como consecuencia, me produce una ansiedad ir a un restaurante frecuentado por gentes conocidas para todos menos para mí. No es nada divertido tratar de recordar el nombre de Tom Cruise cuando la demás gente está lanzando exclamaciones de admiración ante el apuesto joven que se ha detenido a saludarlo a uno. Elaine's y The Russian Tea Room, los principales puntos de encuentro de las celebridades de Manhattan, están llenos de peligros para quien olvida a los famosos, y yo rara vez me atrevo a ir sin mi esposa, quien todavía recuerda el nombre del segundo director asistente de *Ben Hur*. ¿O era *Ben Him*?

Es posible superar algunos de los problemas de memoria adoptando una serie de estratagemas.

Ensaye recitar el alfabeto para ver si alguna de las letras le hace recordar un apellido. Si recuerda el apellido, lo más probable es que pueda recordar el nombre. A veces recitar las letras puede producir repentinas vibraciones en la memoria. Siga repitiendo las letras mentalmente hasta que al fin se refresque su memoria y, *¡voilà*, aparece el nombre!

Cuando esté en un restaurante o un club, trate de evitar mirar fijamente a alguien que parece conocido pero cuyo nombre no le viene inmediatamente a la mente. Si ella le manda un beso, pídale el nombre de la señora al mesero. Él probablemente la conoce y usted podrá saludarla apropiadamente. Si un hombre lo saluda con la mano, es probable que la reservación esté a nombre de él, lo cual es fácil de averiguar.

En una cena servida a la mesa, diríjase a la mesa que le han asignado y fíjese cuidadosamente en las tarjetas con los nombres de los comensales. Échele una mirada al cuadro o a la lista donde figuran los invitados que están ubicados en otras mesas. Si la lista no es muy grande o si no olvida los nombres camino a su mesa, usted podrá ponerles nombres a las caras.

En los cocteles, únase a un grupo que esté conversando. Tarde o temprano alguien hará referencia al "viejo Carlos" o, mejor aún, se hará una ronda de presentaciones que usted logrará oír.

En un avión, pídale a la auxiliar de vuelo el nombre de la atractiva mujer sentada del otro lado del pasillo y que parece conocerlo.

En cuanto a citas y compromisos sociales, lleve listas dobles. Anote las citas en su diario y asegúrese de que la agenda de su secretaria y el calendario social de su mujer concuerden. Es muy bochornoso olvidar un compromiso social o anotar mal la fecha. En una ocasión hace años (cuando la edad no era un problema), mi esposa y yo llegamos a una cena una semana antes. A nuestros futuros anfitriones no les pareció nada gracioso.

Quizá el problema de memoria más irritante y persistente tenga que ver con las cosas y no con la gente. Llaves, sombrillas, peinillas, y otros artículos pequeños se pierden constantemente. Mi esposa tiene la costumbre de quitarse los aretes y olvidar dónde los dejó. Nos hemos arrastrado por debajo de las mesas de restaurantes parisienses y de los asientos de Land Rovers en Botsuana en esfuerzos fútiles por encontrar esas alhajas.

En cuanto a no recordar lo que la gente le ha dicho, tal vez en una reunión de negocios, nada mejor que la libreta de apuntes con recordatorios. Mi problema es recordar dónde puse la libreta. Últimamente le he pedido a mi secretaria, que lleva treinta años conmigo, que lleve ella la libreta de recordatorios, pero entonces a ella se le olvida recordármelos. Pensé que había resuelto el problema cuando le compré un tablero, pero ella nunca lo mira. Entretanto, he acumulado docenas de libreticas de bolsillo, con todo y lápices Cartier, mientras sigo to-

97

mando apuntes al dorso de los sobres, los cuales se me pierden, *tanto* las libreticas con lápices Cartier *como* los dorsos de los sobres. También he recurrido a los computadores —los de tamaño de bolsillo —para refrescarme la memoria. Demasiado complicados. Mi programación es falible.

Lo que más detesto de olvidar las cosas es la carencia de control que sugiere. Los objetos extraviados adquieren una importancia que supera su valor. Lo que más me enloquece es que unos días o unas semanas más tarde recuerdo exactamente dónde dejé el objeto preciado. Mi esposa casi puede ver el preciso broche que dejó caer en el piso de un taxi en San Francisco al bajarse. Yo soy capaz de recordar dónde puse las mancuernas de mi abuelo en la habitación de un hotel en Buenos Aires, pero no recuerdo cómo ni por qué las dejé allá.

Cuando a uno se le pierde algo de valor, es mejor volver a recorrer los pasos. A veces, esto es extremadamente difícil. Mi esposa había escondido unas joyas entre unos zapatos viejos, olvidó que lo había hecho y botó los zapatos a la basura. A las cuatro de la mañana, ella y un amable empleado del edificio escarbaron entre montañas de basura, y ¡*voilà*! encontraron las joyas refulgiendo entre los desechos.

Yo descubrí que había extraviado mi pasaporte cuando iba camino del aeropuerto en París. Regresé al Hotel Jorge V, logré que me dejaran entrar a la suite del magnate del cine Darryl F. Zanuck, donde había estado en una reunión, repté por el piso, por debajo de mesas y asientos, y no encontré nada. Un amigo me sugirió que dejara a un lado la discreción y confesara que mi pasaporte podría estar en un apartamento donde había pasado la noche con —no nos preocupemos por eso— alguna mujer.

Me insistía que la llamara. Por desgracia yo había cenado solo esa noche en la Orilla Izquierda y llamé al restaurante, nada. Mientras me paseaba sin rumbo por el vestíbulo del Jorge V, se encendió un bombillo en mi mente. Recordé que había entrado a una droguería en los Campos Elíseos. Apenas entré, la vendedora exclamó: "Aquí está su pasaporte". Lo había dejado sobre el mostrador mientras le compraba un perfume a mi esposa.

Hoy día ya no volteo la casa patas arriba para rescatar una peinilla. Compro otra. Compro muchas sombrillas y plumas, para poder perder algunas. Todavía hago una lista de lo que llevo —llaves, billetera, sujetabilletes— y periódicamente me toco el bolsillo para saber si están las cosas ahí. A veces no están. Me vuelvo loco.

La memoria de corto plazo se pierde a medida que avanzan los años, pero mejora el recuerdo del pasado. El computador humano está atiborrado de trivialidades de décadas pero esas memorias tempranas —de aquella chica, del primer trabajo, del grado de la universidad— son claras. Los olores son un poderoso estímulo para la memoria. La brea caliente inmediatamente me trae recuerdos de mi juventud en Long Island, cuando las carreteras se derretían con el sol del verano. Con un soplo de Arpège se materializa una mujer a quien amé hace cuarenta años, su vestido, su peinado y su sonrisa, tal como eran a los veinte años.

¿Qué importa si uno recuerda qué comió la noche anterior? De golpe no era digno de recordar. Apuesto que uno sí puede recordar una docena de cenas memorables. Alguna vez se definió la locura como recordar todo al mismo tiempo. Gracias por la memoria, en singular.

Había otra cosa que iba a incluir en este capítulo pero así me maten, no recuerdo qué era.

Capítulo XI

LA ÚNICA CURA PARA LA DEPRESIÓN

Cuando le dije a mi mujer que iba a escribir sobre cómo no deprimirse a medida que uno envejece, primero hizo una cara chistosa, luego trató de borrarse la expresión chistosa, después se puso seria y finalmente perdió la batalla y dijo, "¿*Tú*? ¿Un libro sobre cómo no deprimirse cuando uno envejece? Eso es como si Richard Nixon escribiera la historia definitiva del Teatro de Danza de Harlem o como si Madonna redefiniera a Bach... Te he visto irremediablemente deprimido tan recientemente como el día de ayer". "Sí", le dije, "pero ¿no me viste remediablemente recuperado unas horas más tarde? Nunca dura, ¿o sí? Salgo bien librado cada vez, ¿no es cierto?"

Ese es el punto. Usted saldrá bien librado cada vez. Cómo soportar el dolor es el tema del sermón de hoy. Ningún libro, ni siquiera éste, le dirá cómo evitar la depresión. Sí, todos hemos oído hablar de que el ejercicio lo logra, claro está si no le da un paro cardíaco. Algunos dicen que la comida es un antidepresivo, pero engordar no lo es. Otros aconsejan que salgamos de la casa y nos rodeemos de personas. Qué depresión. Eso sólo conduce al esfuerzo mayor de pretender que usted está contento cuando no lo está. No obstante, tengo algunas sugerencias que pueden funcionar, así que no me abandonen.

Winston Churchill se refería a la depresión como el Perro Negro y sugería que uno se apartara de los amigos y la familia hasta tanto el animal se escabullera. Y se escabullirá, o si no lo mata a uno. Lo segundo es altamente improbable, sin embargo, a menos que uno tenga una enfermedad terminal (lo cual es una buena razón para estar deprimido).

Todo el mundo, hasta la atolondrada Goldie Hawn, se deprime. Usted puede echarle la culpa de su depresión al envejecimiento, pero estará equivocado. El suicidio entre los adolescentes es galopante. Hace muchos años, una canción llamada "Domingo sombrío" hacía que los jóvenes enamorados se suicidaran. Usted incluso puede echarle la culpa de su depresión al no tener suficiente plata, si no reflexiona acerca de la vida triste, alienada, colmada de drogas de tantos de los ricos y temporalmente famosos.

La depresión no perdona a ninguna clase social, edad o género. Su cura, sin llegar a los medicamentos, ha resultado tan compleja como la cura del resfriado común. No obstante, puedo intentar mostrarles la forma en que yo combato los síntomas.

Creo que siempre estuve deprimido hasta hace muy poco. En mi adolescencia, estuve al borde del suicidio porque sabía que mi amado abuelo moriría pronto, y luego, lo estuve durante la ruptura de dos matrimonios, y también cientos de veces en el intermedio, incluso todas las navidades y todas las vísperas de Año Nuevo. Crecí durante la Depresión, lo cual pudo haber influido durante mis años de formación.

Soy consciente de que algunos de mis episodios depresivos eran situacionales, es decir, algo real estaba bajándome los ánimos. Sin embargo, estoy convencido de que lo real no siempre le baja a uno los ánimos. No recuerdo un solo episodio depresivo durante mis cuatro años en el ejército, así estuviera limpiando letrinas y durmiendo en escondites congelados. Rara vez reflexionaba sobre la ironía de mi situación. En un solo día había pasado de la vida privilegiada de editor de una revista nacional a los bajos fondos de la existencia de un soldado raso. No tenía tiempo de lamentarme de mi drásticamente reducido estatus ni de la posibilidad de una muerte repentina. Me han contado que cuando los infantes de marina de combate están en acción no sufren de depresión. Están demasiado ocupados tratando de sobrevivir.

Demasiado ocupados tratando de sobrevivir. He ahí la clave. Y eso es lo que yo pienso que deberían estar haciendo las personas mayores. La depresión tiene poco que ver con una causa última. Me tomó más de sesenta años descubrir eso. Yo había sufrido de depresión en las épocas que han debido ser las más felices. Cuanto mejores eran las noticias, peor me sentía. Después de cuatro años de psicoanálisis, terminaba más deprimido que nunca.

Todo esto demuestra que la depresión puede surgir así las noticias sean buenas o malas...y como una de esas personas que han tenido como mascota al Perro Negro de Churchill, he llegado a la conclusión de que la actividad constante y hasta frenética es la mejor forma de ahuyentar a ese perro aullador.

Eso significa que también usted debe mantenerse ocupado: leyendo, escribiendo (como lo estoy haciendo ahora), caminando, discutiendo, cuidando el jardín, ayudando (a otras víctimas de la depresión), amando, demandando, comiendo (a menudo el mejor preventivo), pero definitivamente *no* bebiendo, fumando o ingiriendo drogas.

A veces la depresión aparece a pesar de la ocupación. Cuando eso suceda, *permítase* estar deprimido. Desocupe la casa. Cubra los muebles. Mande a su esposa o amante al cine y a los nietos a un campamento. Mande los perros a un hotel canino. Y luego siéntese solo en su cuarto y dedíquese a pensar los pensamientos más oscuros, más lúgubres, más desoladores. Estalle, llore, grite. Rompa unos platos (cuidado con la porcelana fina). Pronto, más de lo que usted cree, estará tan absolutamente aburrido de sus pensamientos lúgubres que abrirá las persianas, la ventana (sin ninguna intención de tirarse) y respirará profundamente.

El milagro consiste en que no importa cuán mal sigan las cosas, la mente humana saludable es incapaz de mantener pensamientos negativos por un período indefinido.

Capítulo XII

CUANDO NECESITE QUE LE EXAMINEN LA CABEZA

Cualquiera que vaya donde un psiquiatra necesita que le examinen la cabeza", proclamó el fallecido Samuel Goldwyn. El problema es que muchos de los candidatos a psiquiatría rara vez se hacen examinar la cabeza. Si ese extraordinario compositor que fue George Gershwin lo hubiera hecho, le habrían descubierto y extirpado un tumor cerebral y con él los síntomas que lo llevaron al diván.

No obstante, hay momentos en los que se pueden descartar todas las demás causas, y el psiquiatra, el último recurso para muchos médicos, ofrece la mejor y la única posibilidad de aliviar la agonía emocional. Lo que me llevó al psicoanálisis la primera vez fue el dolor de un matrimonio fracasado.

Yo siempre había odiado la idea de la psiquiatría. Me burlaba de ella. Pensaba que eso era para los débiles y obsesionados. Y tenía razón, porque no había nadie más débil o más obsesionado consigo mismo que yo. Después de que el golpe de haber sido abandonado por mi segunda esposa me paralizó, recurrí a la psiquiatría como un analgésico, como una droga. Recuerdo que estaba desesperado, echado en un sofá en mi oficina —era una cuestión de honor no faltar ni un solo día al trabajo—, cuando mi amigo Ernest Lehman entró y vio mi angustia. Me dijo que fuera a consultar con alguien. Y lo hice.

Encontré a mi psicoanalista en las Páginas Amarillas. Recorrí la lista de especialistas médicos hasta que encontré a mi hombre: Mark L. Stone, doctor en Medicina, diplomado por la Junta Americana de Psiquiatría y, lo mejor de todo, ubicado en Beverly Hills, a diez minutos en carro de mi oficina, en los estudios de Twentieth Century Fox.

El doctor Stone, un hombre carirredondo que había hecho su residencia en hospitales psiquiátricos, estaba aburriéndose de los traumas de los ricos y famosos. Con el tiempo abandonó su práctica y se convirtió en un exitoso inversionista en finca raíz. Prosperó, pero fue una pérdida para sus pacientes. Era un médico habilidoso y sensible. Yo fui su reto por un tiempo, uno muy costoso, dado que los precios de la finca raíz estaban subiendo y él pospuso su paso a la finca raíz mientras me trataba. Hasta me sirvió de codeudor en mis contratos de préstamo, con tal de mantenerme en tratamiento.

Mi experiencia fue única y típica, al mismo tiempo. Única, porque fue un punto final para mí; a diferencia de muchos, yo pude liberarme de mi terapeuta. (A menudo creo que la dependencia es parte de la enfermedad). Y fue típica en el sentido de que no todo es curable. El problema más profundo— en mi caso, el miedo a los médicos —sigue sin resolverse.

El psicoanálisis no es para todo el mundo. No es para quienes tienen dificultades económicas. Los honorarios actuales de 150 dólares por cuarenta y cinco minutos en muchas ciudades aumentan la ansiedad ya severa del paciente. No sirve para tratar el alcoholismo y no puede conseguirle un trabajo, aunque sí puede ayudarle a descubrir por qué no logra conseguir trabajo. No dependa del psicoanálisis para hallar alguien a quien amar a menos que sea usted mismo a quien quiere amar, lo cual es siempre el primer paso.

La psiquiatría es efectiva para guiarlo en sus relaciones con los demás. Reduce la ansiedad y le ayuda a identificar sus miedos irracionales. Lograr manejar esos miedos irracionales de manera constructiva es otra cosa. No es fácil, y a menudo imposible. El psiquiatra, si usted ha tenido suerte al hacer su selección, puede ser su amigo, la persona a quien usted le confía lo que no le puede contar a nadie más. Es cierto que usted tiene que pagar por esa confianza, pero yo descubrí que hay una cierta medida de amor y de amistad que no tienen precio en una buena relación entre médico y paciente. El sacerdote le impondrá restricciones de tipo moral o religioso a cambio de la absolución; su esposa podría considerar su malestar como una forma de crítica a ella. El único que no lo juzga es el psiquiatra.

Es natural ver al psiquiatra como un amigo que seguirá queriéndolo una vez terminado el tratamiento. ¿Por qué no extender una relación pagada a una no pagada? Estas son las razones. Los psiquiatras son aves raras, de verdad, y esto lo digo con afecto. Pasar todo el día oyendo los dramas de la gente puede deformar la personalidad fuera del trabajo. Como grupo, he descubierto que se parecen a los miembros del clero. Quieren pasarla bien, pero ¿qué pensará la gente? Una vez me topé con un grupo de psiquiatras en vacaciones, tremendamente estirados, un poco como los ingleses cuando juegan, según los franceses.

Estos árbitros de nuestros miedos más profundos parecen estar más cómodos entre sus pares. Una parte de su malestar puede deberse a la necesidad de aparecer como figuras de autoridad. Creo que es mejor terminar la relación cuando uno finalice el tratamiento, y la mayoría de los psiquiatras lo hacen por su propio bien, así como por el bien de sus pacientes.

Respecto a si usted necesita ir donde un psiquiatra o no, la regla que yo me he aplicado a mí mismo consiste en acudir a él en caso de que el hecho de no hacerlo provoque una angustia demasiado grande. Si usted es capaz de resolver sus propios problemas, aun con algo de dolor, esa es probablemente la mejor estrategia y la más duradera. Pero no pose de héroe. Todo el mundo tiene un punto de quiebre, y algunos problemas rebasan su capacidad para manejarlos.

Aparte de ayudarle a uno a enfrentar los problemas emocionales, hay que decir algo a favor de la psiquiatría como experiencia de aprendizaje. Me dijeron que viera el psicoanálisis como una buena inversión de tiempo y dinero, semejante a la inversión en una educación universitaria. Y así fue. Usted también podrá haberlo estudiado todo excepto a usted mismo, y no es necesario que vaya a psicoanálisis para completar el curso. Hoy día, hay formas de terapia más nuevas, más pragmáticas y menos caras.

Los beneficios del tratamiento pueden durar toda la vida. Finalmente, hay algo que es aún mejor que un viaje al interior de uno mismo: el viaje al exterior de uno mismo. Los neuróticos viven preocupados por ellos mismos, son miembros permanentes de la generación del "yo". Si usted logra interesarse por los otros, es posible que sus problemas desaparezcan. Los últimos años son los mejores para darle a la vida más de lo que uno toma de ella. Son los años de enseñanza, los años del mentor. "Adopte" a alguien que necesite de su orientación y sabiduría. Ayudarle a alguien diferente a uno mismo es la mejor forma que he encontrado para ahuyentar los dragones que acechan al caer la noche.

Capítulo XIII

¿DEBEMOS OLVIDAR A LOS VIEJOS CONOCIDOS? A VECES, SÍ

Creo que fue Ambrose Bierce, el cínico de los cínicos, quien afirmó: "Un amigo necesitado no es un amigo". Sí sé que fue Bierce quien en su infame *Diccionario del diablo* definió la felicidad como "una sensación agradable que surge de la contemplación de la miseria del otro". Y en Hollywood, donde la amistad es tan duradera como un cubo de hielo en un sauna, el dicho reza así: "No basta que su amigo no alcance el éxito, es necesario que también fracase".

Detrás de estos tristes aforismos brilla una chispa de verdad. No siempre somos los mejores amigos de nuestro mejor amigo. De hecho, con frecuencia *somos* envidiosos y deseamos secretamente que las cosas no le salgan tan bien. Es más emocionante que el desastre ronde por ahí, y que sea *su* desastre. Afortunadamente, estos deseos oscuros permanecen ocultos, pues de otra manera la amistad sería tan rara como un brontosaurio.

A pesar de nuestros pensamientos secretos, hay que valorar a los amigos. Como las plantas, necesitan cuidado. Pueden convertirse en verdaderos amigos si uno entiende las realidades y los dinamismos de la relación.

111

Los viejos amigos suelen ser los mejores pero no siempre. Uno no puede reescribir la historia con un viejo amigo. Él lo conoce a usted. Si usted ha estado diciendo que peleó en la ofensiva del Tet, debe preocuparse de que este viejo "amigo" revele que la única batalla en la que usted participó fue en Manhattan... en un bar. Él también puede revelar que usted no estudió en Yale y que es ucraniano y no descendiente de Thomas Jefferson. Pero la verdad que conoce un viejo amigo es su conexión con el pasado. Posiblemente lo conozca desde hace más tiempo que su esposa (o esposas) e hijos. Hasta puede haber conocido a sus padres. Tranquiliza que ese amigo esté ahí, no importa cuál sea el estatus actual de la relación. Yo tengo un amigo que conozco desde la infancia y es diferente de cualquier otro amigo. Tenemos recuerdos que mantienen vivos a nuestros amigos y parientes desaparecidos. Es un vínculo casi sagrado.

Tristemente, los viejos amigos pueden volverse obsoletos en este mundo atribulado. Los vínculos que los unían pueden haberse deshecho hace rato. Esto es particularmente cierto de los compañeros de universidad, unidos por la universidad y separados por el grado. Incluso los socios de negocios de larga data pueden desvanecerse cuando dejan sus empleos. El trabajo es la argamasa que mantiene unidas muchas de esas amistades. Cuando eso deja de existir, los amigos se convierten en conocidos.

Hay otros peligros para las amistades de muchos años. El éxito repentino de un amigo puede causar estrés. Como lo expresó Wilfrid Sheed en un ensayo, uno debe "hacer un verdadero esfuerzo para aparentar que goza cuando un amigo logra el éxito". A la larga, los verdaderos sentimientos salen a la superficie, generalmente meses después. "Has cambiado", se lamenta el menos afortunado. "No", responde el más afortunado, "tú has cambiado en tu actitud hacia mí". Generalmente es cierto y es una lástima.

Probablemente usted no sea siempre el "afortunado." Sea que su vida haya sido una carrera fácil hacia el éxito, o, lo más probable, una de altibajos con más desilusiones que triunfos, sus amigos serán menos a medida que envejece. La muerte se lleva a algunos. Los cambios en el ámbito del trabajo se llevan a otros con los que usted solamente compartía el trabajo. Esta reducción es especialmente traumática cuando uno se "jubila" de una compañía. En ese caso, es muy posible que usted se convierta en el "abandonado".

Usted sí necesitará amigos después de sus años ganados. La soledad mata. Es posible que usted haya descartado a algunos viejos amigos, o ellos lo hayan abandonado a usted. El remedio es evidente. Consiga nuevos amigos que lo acepten tal como usted es ahora y aférrese a los viejos amigos que le quedan y que lo conocieron como era antes.

Ya recomendé que se debe tener una mujer en la vida, preferiblemente más de una. Ahora es un buen momento para hacer amigas. Ellas le darán la bienvenida a un hombre, en razón de que hay tan pocos hombres. Un estudio reciente muestra que tener una confidente realmente reduce la depresión que es tan común en el hombre mayor que anda a la deriva.

Otra razón por la cual también recomendé que se maten trabajando es que, tal como en el caso de los viejos amigos, lo más probable es que encuentre sus nuevos amigos, ya sean hombres o mujeres, en el trabajo. Hay que cortejarlos. Como señalaba Emerson:

"La única forma de tener un amigo es ser un amigo". Si usted no trabaja en una oficina sino en su casa o estudio, conozca a los proveedores o a su abogado o a su contador. Un escritor de fama mundial que vive en un pueblo aislado de la Nueva Inglaterra ha descubierto que el cartero es más interesante y culto que algunos de sus compañeros literatos de Nueva York. Todo el mundo sufre de soledad y una invitación a cenar se recibirá con entusiasmo.

Busque amigos jóvenes. He descubierto que los hombres más jóvenes disfrutan de los beneficios de conocer gente mayor. Además, le ayudarán a mantenerse joven. John Kluge, el inmensamente exitoso hombre de negocios que ya tiene más de 70 años de edad, le atribuye parte de su increíble empuje y energía a sus relaciones con gente más joven que él.

Convierta a su esposa, si la tiene, en una amiga. Asombra ver cuántos hombres ignoran la fuente más próxima y disponible de camaradería. Posiblemente ella esté deseando ser tratada como amiga en lugar de esposa. Demuéstrele la cortesía y la consideración que usted le otorgaría a un nuevo amigo y ella se convertirá en una nueva amiga, quizá en una nueva amante.

Existe un arte para conservar a los amigos así como para conseguirlos. No confunda la amistad con la licencia para decir la verdad. Decir la verdad indiscriminadamente ha causado más dolor que las mentiras. Con demasiada frecuencia, la honestidad significa causar dolor y herir a alguien. Con tal de que usted sea franco consigo mismo, no hace daño disimular con un amigo. En el cielo se dicen muchas mentirillas. "La verdad desnuda" abunda en el infierno. La prueba es: ¿ayudaría con decir la verdad? Como escribió Wilfrid Sheed: "Puedo prescindir inmediatamente del amigo que me dice las cosas para mi bien". Generalmente lo que se logra es perder a un amigo.

Los falsos amigos también son útiles. Yo no me ofendo cuando un "amigo" desaparece porque, según él, yo ya no le puedo ayudar. Cuando dejé de ser un magnate poderoso de Hollywood, un agente a quien yo consideraba un amigo no me volvió a llamar sino cuando yo había sido restaurado en el poder, años después. Al menos nuestra relación era clara. Yo no me hacía ilusiones al respecto. Él era un verdadero amigo "falso". Retomamos nuestra "falsa" amistad sin recriminaciones de parte mía ni explicaciones de parte suya.

Sea un payaso, pero si no puede hacerlo, hágase amigo de alguien que lo haga reír o que lo cautive con sus historias. Ese tipo de hombres y mujeres siempre están buscando público. Bernard Berenson dijo alguna vez: "Un amigo es alguien que me estimula y con quien yo me siento estimulado a hablar. Cuando ya no existe el estímulo, se trata de una amistad gastada y agotada y continúa como una carga o un aburrimiento".

Yo no comparto con Berenson la idea de que todos los amigos deben ser cautivadores. Hay algo bueno que decir en favor de los levemente aburridores, no los aburridos terminales que lo dejan a uno clamando auxilio. Esas personas pueden incluso actuar como soporíferos y dormirlo a uno. Una persona semi-aburridora fomenta la tranquilidad y le ahorra a uno la energía de estar "encendido". Uno no tiene que estar en su punto más alto. Reconforta tener un amigo que le exige a uno poco esfuerzo salvo el de estar ahí. Hay veces en la vida en que estar ahí sentado en un silencio relativo con un compañero de ese tipo puede ser extraordinariamente relajante y recuperador.

También hay amigos que brindan un servicio, tal vez uno de ellos se oriente hacia los negocios y usted sea un experto en cultura, en cuyo caso él le da consejos sobre inversiones y usted le aconseja qué obras de teatro ir a ver. Hay otros amigos tan alejados de su mundo que uno puede confiar en ellos sin temor a ser traicionado. Es posible que obtenga incluso una visión objetiva de un problema familiar o de negocios que no podría obtener de alguien más cercano a la escena.

Yo siempre he mantenido grupos separados de amigos que no se conocen entre sí. Hice esto aun en mi juventud. Los amigos que me despidieron cuando me fui para la universidad estaban celosos los unos de los otros, porque no sabían que existía un grupo diferente de amigos.

Hoy día, muchos de mis amigos no se conocen entre sí. Viven en mundos aparte pero mi mundo los abarca a todos.

Usted puede restablecer una vieja amistad después de años de separación. Las circunstancias que los separaron —el matrimonio, los niños pequeños, las exigencias de la carrera y demás— pueden no existir ya y ustedes pueden reanudar la relación. Estos viejos amigos son un vínculo viviente con una "vida previa" en la que ambos eran jóvenes.

Las verdaderas amistades, ya sean viejas o nuevas, poseen una cierta pureza. Lamentamos su muerte con un dolor especial.

Algunos de mis mejores amigos ya han muerto. Nunca envejecen. Pienso en ellos mientras me duermo y revivo los tiempos que pasamos juntos. Está Charles, mi mejor amigo de Stanford, quien poco después de nuestro grado escribió: "Quiero que todo siga como está para que nada cambie". Y nada cambió para Charles. Murió poco después. Y Elliott, de quien yo era inseparable durante el bachillerato, nunca llegó a los veinte años, pues murió en un accidente de entrenamiento en la Segunda Guerra Mundial. Resulta interesante imaginar lo que habría sido su vida si no hubiera muerto. Pero él estaba destinado a no ser tocado por las dolencias, los traqueteos y las ansiedades de la vejez.

También he conocido chicas que murieron en la flor de la edad y que no engordaron ni les salieron arrugas, sino que conservaban la esbeltez y la belleza en el momento de morir. En los momentos sombríos, pienso que a ellos les perdonaron los peores tiempos, pero luego me fluye la adrenalina y vuelvo a creer que lo mejor aún está por venir, y lo habría estado para ellos.

Manteniendo fresco el recuerdo de los amigos partidos hace tiempo, uno puede recrear la propia exuberancia y el optimismo juveniles, la convicción de que todo es posible. Estos son amigos que nunca lo desilusionarán y que nunca perderá verdaderamente. Todavía se extrañan. Nada expresa de manera más conmovedora el espíritu de la amistad juvenil que estos versos del poeta griego Calímaco:

Me dijeron, Heráclito,
me dijeron que habías muerto.
Me trajeron noticias amargas de escuchar
y lágrimas amargas de verter.
Lloré mientras recordaba
cuán frecuentemente, tú y yo,
habíamos fatigado, hablando, al sol
haciéndolo caer por el cielo.

117

Usted será realmente afortunado de haber tenido una amistad así, pero ya sean verdaderas o "falsas", todas las amistades son esenciales para tener una vejez vibrante. Cultívelas, no importa de qué tipo sean, y observe cómo crecen los dos.

Capítulo XIV

ETIQUETA PARA EL HOMBRE MAYOR

Algunas (mas no todas) de mis reglas de etiqueta son aplicables tanto a jóvenes como a viejos. Se trata de una guía personal para el comportamiento social y no pretenden ser "la ley".

Las sugerencias están lejos de abarcarlo todo, pero quizá sí ponen el tono del comportamiento en situaciones que no se incluyen. El tono consiste en ser su mejor yo.

Estoy en deuda con el dramaturgo George Axelrod por este consejo: Si le toca acabar con una relación amorosa, hágalo en un buen restaurante en el cual una mujer con la mínima ambición social no se atrevería a hacer una escena.

Esté siempre en el teléfono antes de que la persona a quien usted ha llamado pase al teléfono.

No le pida a su secretaria que se encargue de sus compromisos sociales. Ella puede confundir las fechas. Las invitaciones escritas, seguidas de recordatorios escritos, son de rigor.

Diríjase a los otros por su nombre solamente después de un período razonable de intercambio social. Es pretencioso hacer lo contrario. No proteste cuando alguien que tenga la mitad de su edad siga dirigiéndose a us-

ted formalmente. Acéptelo amablemente como una se-
ñal de respeto.

Un caballero les demuestra la misma cortesía a todos,
no importa cuál sea su posición social. George Bernard
Shaw expresó esto de manera brillante en los siguientes
comentarios de *Pigmalión*: "El gran secreto no reside en
tener buenos modales o malos modales o cualquier otro
tipo de modales, sino en tratar a todas las almas huma-
nas con los mismos modales. El problema no es si lo trato a usted groseramente, sino si usted me ha oído tratar
mejor a otra persona".

Cuando usted no se presente a un almuerzo o a una
cena, debido a un olvido o a un error al anotar el compromiso en la agenda, mande flores acompañadas de
una nota de explicación y excusa. Luego deje atrás el
incidente. Las continuadas muestras de arrepentimiento
sólo empeoran las cosas, y aburren.

Nunca sea el primero en llegar a una fiesta ni el último en irse, y nunca, nunca sea las dos cosas.

Baile siempre con la dama menos atractiva de su mesa. Cuando le toque bailar con alguien más joven y fuerte, abandónese a breves arranques de energía, pero luego
desacelere, tal como necesariamente debe hacerlo un
hombre de su edad. No se deje llevar por el entusiasmo,
de lo contrario, probablemente tengan que llevárselo a
usted.

Mantenga la conversación en la mesa al mínimo.
Cualquier cosa que exceda unos pocos minutos de char-
la ligera podría hacer que los ojos de su acompañante se
desenfoquen del tedio. Ya para ese momento es posible
que usted tenga que voltear la cabeza para dirigirse a su
otra compañera de mesa porque sus ojos ya están distra-
yéndose del aburrimiento.

Asegúrese de no impartir su sapiencia a un invitado que usted no conoce. Puede acabar instruyendo a un ganador del Nobel sobre su propio campo.

Algunas metidas de pata sociales son inevitables. Cuando se producen discusiones violentas entre los invitados, generalmente uno de ellos se va y luego envía flores. La mayoría de esos pasos en falso son perdonados pero nunca olvidados. Aun así, revitalizan una fiesta tediosa.

Siempre mande notas, flores, o un regalito original y sexy después de una invitación a cenar. Las anfitrionas nunca se cansan de que les digan lo maravillosa que resultó la fiesta. El regalo debe escogerse cuidadosamente: el Bordeaux preciso para un enófilo, un libro raro para un bibliófilo.

Como invitado, usted también está en la obligación de devolver la atención ofreciendo su propia fiesta.

Si usted ha sido despedido del trabajo, se ha divorciado o ha sido objeto de publicidad escandalosa, tenga en cuenta el consejo de Arnold Bennett: "Compórtese siempre como si nada hubiera sucedido". Esa es la forma de actuar de manera que los demás entren en histeria porque usted no está desbaratado.

A una mujer con la que ha pasado la noche, mándele flores y una nota, especialmente si el romance está condenado a no prosperar. Váyase siempre antes del desayuno a menos que usted esté enamorado, para que no haya necesidad de plantear el tema del compromiso.

Cuando una mujer desea que la besen en la boca, lo demuestra inclinándose levemente hacia adelante. Nunca he fallado respecto a esto.

Deles propinas generosas a la cocinera y a los empleados cuando sea huésped en una casa. Hágalo mucho antes de su partida para que sus anfitriones se den cuenta. Unos cuarenta o cincuenta dólares para la cocinera y veinte para la empleada del servicio son lo apropiado para un fin de semana festivo.

El dinero dice mucho y, por tanto, *usted* no debe hablar acerca de él. Hasta el bufón en el *Rey Lear* de Shakespeare aconsejaba: "Tened más de lo que mostráis".

Al excusarse de un compromiso social, es mejor decir la verdad. Es aceptable argumentar que está cansado o que tiene otros tres compromisos esa semana y que no sería capaz de manejar otro más.

Es cruel e imperdonable cancelar un compromiso porque ha surgido algo "mejor". Haga este "trueque" solamente si lo invitan a una cena de Estado en la Casa Blanca. Nunca pida una lista de los demás invitados. Si usted es suficientemente importante o interesante, la anfitriona le dará una.

No sea impreciso si usted piensa seriamente invitar a alguien. No diga: "Veamos a ver si cenamos el domingo". Esto deja a la persona sin saber qué hacer respecto al domingo. Diga más bien: "A las ocho de la noche en Mortimer's. Nos encontramos allá".

Está bien invitar a alguien a almorzar el mismo día pero es imperdonable cancelar una invitación el mismo día del evento.

Es delicioso chismosear, pero tenga cuidado de no repetir cualquier cosa que pueda destruir un matrimonio o un carrera, a menos que esa sea su meta. Tenga un cuidado especial al poner a rodar rumores acerca de una persona importante. Irv Kupcinet, el columnista de Chicago, comentó acertadamente en el *show* de televisión de Phil Donahue: "Las preferencias sexuales de ciertas celebridades deben ser un secreto entre los tres". Además, siempre se sabrá el origen del chisme y usted puede perder a un amigo o ganarse una demanda.

Hasta una persona razonablemente interesante le debe a su anfitrión quemarse las cejas tratando de agradar y ganarse la cena; uno de los peligros de las reuniones pequeñas es que uno tiene que desempeñar el papel de buen invitado.

Siempre vaya al baño antes de sentarse a cenar. Esto le ahorrará el esfuerzo de pararse.

Todavía no me he topado con la primera mujer, por liberada que sea, a la que no le fascine que le abran la puerta, le cedan el puesto o le extiendan la mano para ayudarla a cruzar la calle. A las mujeres, especialmente hoy día, les gusta ser tratadas con consideración porque muy pocos hombres lo hacen, y quizá también porque hay tan pocos hombres.

Las mujeres que hablan groseramente dan vergüenza, especialmente en presencia de hombres.

La nueva etiqueta ordena que uno no debe fumar en público, pero quizá las que más violan esta regla son las mujeres y no los hombres. Déjelas. Si usted también comparte el hábito, agradezca que su mujer comparta su adicción o al menos la tolere. Yo viví dos matrimonios antes de encontrar a una mujer a la que le gustaran mis cigarros y el resultado ha sido un matrimonio largo, feliz y lleno de humo.

Amy Vanderbilt afirmó con razón que el desayuno es la única comida en la que es perfectamente aceptable leer el periódico.

Cuando derrame algo, deje que otra persona limpie el reguero. Trate el incidente con el mismo espíritu que lo hacía cuando era un adolescente descuidado.

Trate a su familia con la misma cortesía que les brinda a los extraños, sin importar lo molesto que eso pueda ser. Los chinos sostienen que en un buen matrimonio, el marido y la mujer se consideran el uno a otro como huéspedes.

Si usted tiene problemas de audición y es demasiado orgulloso para usar un audífono, no diga "¿qué?" más de una vez. Si a la segunda vez no oyó algo, pretenda que sí y cambie el tema.

En cuanto a la forma de rechazar solicitudes de dinero, tiempo y otros bienes escasos, T.S. Eliot anotó: "Los años más difíciles son entre los cincuenta y los setenta... A uno siempre le están pidiendo que haga cosas, y aun así uno está suficientemente decrépito como para negarse...". Niéguese.

Sea rápido con las despedidas, lento con los saludos, medido con los halagos y efusivo con las expresiones de amor.

Cuando alguien sea imperdonablemente grosero, no le haga caso y continúe como si nada hubiera sucedido. Aléjese lentamente, tan lentamente que el culpable no sabrá que usted se ha ido y seguirá despotricándole a otra persona.

En general, el consejo de Epícteto vale tanto hoy como lo hizo en tiempos antiguos: "Recuerda que debes conducirte en la vida como en un banquete. Si te ofrecen un plato, extiende tu mano y tómalo con modestia. Si te lo alejan, no lo retengas. Si el plato llega a tu lado, no expreses tu deseo a voces, sino espera con paciencia a que te lo ofrezcan".

A lo cual yo agregaría, dé siempre las gracias. Esa es la esencia de los buenos modales en todas las circunstancias, salvo las más trágicas.

Capítulo XV

ESCAPARSE

Después de los 50 años de edad, una de las cosas que la gente hace con más frecuencia es viajar. Lo único que se necesita para reservar un puesto en el Expreso de Oriente o en el Expreso Transiberiano es un pasaporte, una visa y una tarjeta de crédito. Los viajeros con inclinaciones románticas deben saber, no obstante, que es menos probable que se topen con hombres de gabardina y aspecto siniestro que viejecitas con caminadores.

¿Por qué viajar, especialmente cuando uno está más viejo y más cansado? Es sencillo. Porque uno tiene más tiempo y, por lo general, más dinero. Y también es más probable que uno esté aburrido.

Aunque todavía esté trabajando, viajar puede ser la forma de deshacerse de las desilusiones, la pena o la depresión. Es posible que sus problemas estén esperándolo pacientemente cuando regrese, pero tendrá nuevas energías para afrontarlos. Noel Coward lo expresó elegantemente en *Sail Away*: "Cuando el viento y el tiempo eleven tus sueños hasta el cielo,/ a la mar, a la mar". Un puesto en primera clase a 37.000 pies de altura puede ser más eficaz que el diván del psiquiatra para aclarar las prioridades, especialmente si tiene a su alcance un trago y un recipiente lleno de nueces. A veces el viaje incluye también un susto que lo obliga a uno a identificar lo que es verdaderamente importante. En mi viaje alrededor del mundo me despertó un vacío que casi lanza nuestra aeronave al océano Índico lleno de tiburones. Durante cinco minutos interminables, nos mecimos y dimos bandazos mientras que los relámpagos incendiaban las alas. Experimentamos la mayoría de las sensaciones que acompañan la caída de un avión que se estrellará. En ese momento los problemas de mi carrera perdieron importancia, y así se quedaron.

Hasta los viajes sin percances ayudan a ubicar los problemas en su justa dimensión. Desde el momento en que el avión se aleja de la terminal, uno está en otro hábitat, temporalmente desconectado de las preocupaciones terrenales. Para quienes se quedan en tierra, usted no es más que luces que se mueven por el cielo.

Para los nómadas que se sienten deshumanizados por tener que viajar con el cinturón de seguridad en el avión, y ultrajados por las demoras en la entrega del equipaje, un viaje en barco es un tónico que brinda un lugar tranquilo y hermoso para perderse en medio de los extraños. Aunque son costosos en términos de tiempo y dinero, los viajes por mar restauran el cuerpo, el alma y la mente.

El mar también es un afrodisíaco, aunque le tocará trabajar duro para atraer a una mujer bien parecida en un barco ya que habrá mucho más competencia que en tierra. Sin embargo, existe la posibilidad de un encuentro breve y hermoso.

Si usted es uno de aquellos que están de acuerdo con Samuel Johnson en que "estar abordo de un barco es como estar en la cárcel, con la posibilidad de ahogarse", entonces es posible que viajar en tren sea su única alternativa. Pero, salvo el Expreso de Oriente y el Tren Azul de Sudáfrica, los trenes de hoy día, incluso el Bullet japonés y los superexpresos TGV franceses, ya no son particularmente lujosos. Las comidas se sirven estilo aerolínea en el puesto de cada quien y hay demasiado movimiento como para andar por ahí.

Otra forma de viajar que está volviéndose más atractiva cada año es la de dirigirse, por los medios más cómodos, a un lugar —a la región de Toscana en Italia, por ejemplo— y quedarse allá todas las vacaciones, desplazándose solamente a las atracciones más cercanas.

He aquí unas pocas sugerencias para los viajes a cualquier lugar.

Mi estrategia para empacar es sencilla. Imagínese su cuerpo desnudo, si la idea no es demasiado deprimente. Luego empiece a vestirlo de abajo arriba, por así decirlo. Primero, medias y zapatos: ¿cuántos pares va a necesitar? Generalmente tres, incluidos los que lleva puestos. Un par elegante, un par para caminar y pantuflas. Siguen calzoncillos, camisetas interiores, pantalones, camisas, suéteres, corbatas y mancuernas. Luego vienen los abrigos. Una gabardina cumple también la función de sobretodo. Una vez que tenga una lista del ajuar básico, puede pasar a los artículos de tocador, lecturas, dinero, pasaporte (¿tiene las visas en orden?), pasajes. Estos últimos artículos deben dejarse encima de la maleta empacada. (Empaque mínimo la víspera). Olvide el consejo de viajar con poco equipaje. Es mejor chequear las maletas que herniarse cargándolas uno. De todos modos puede acabar viajando ligero cuando se extravíen una o más maletas. No se preocupe. En una vida de viajes jamás he perdido algo de por vida. Siempre aparecen en cuarenta

y ocho horas o menos. Lo que sí no aparece son los objetos que se roban de los bolsillos delanteros. Es más probable que se roben las maletas de diseñador que aquellas
menos costosas y sin marca. Tenga cuidado con los la-
drones en todos los aeropuertos y mantenga siempre el
equipaje de mano junto a usted o entre las piernas mientras está en el mostrador.

Si usted es un viajero ansioso, podría pensar en una
pequeña maleta que contenga esos artículos imprescin-
dibles que usted necesitará, en caso de que las maletas se
demoren en llegar. Esta podría incluir un par de camisas,
ropa interior, artículos de tocador, medicamentos y unos
pares de medias.

En cuanto al viaje mismo, siga los consejos de Samuel
Johnson:

Apenas se suba a la carroza, expulse todas sus preocupaciones de la cabeza.

No piense en la frugalidad;
Su salud vale más de lo que puede costar.
No extienda la jornada de viaje hasta la fatiga.
De vez en cuando tómese un día de descanso.
Deseche toda ansiedad y mantenga la mente relajada.
Esto significa que no debe preocuparse por si apagó el
gas o no. Seguirá ardiendo cuando usted regrese, y al
igual que Picaporte, el sirviente errante de Phileas Fogg,
usted pagará. Pero por ahora, juegue a ser Nerón. Que
arda mientras usted se divierte.

Cuando le cancelan el vuelo de regreso, usted tiene
derecho, en ciertas circunstancias, a viajar gratis en el
siguiente vuelo disponible. Si la demora implica pasar
la noche, le pagarán los gastos de hotel y alimentación.
Una vez durante unas vacaciones en Gran Bretaña, mi
vuelo de Air India a Nueva York se demoró tres días. Air

India amablemente me reembolsó el costo de tres días más en el elegante Hotel Claridge's de Londres más una pequeña fiesta de Año Nuevo. Esa es la clase —o más bien la primera clase— de Air India.

Lleve jabón a casi todos los destinos. En algunos de los mejores hoteles de Europa las barras de jabón son minúsculas.

Los suéteres son necesarios en el avión. La temperatura puede bajar rápidamente aun en las zonas tropicales. Afuera de cabina, la temperatura es de 30° C bajo cero.

Compre la moneda extranjera que necesite en un banco importante de Nueva York, San Francisco, Los Ángeles, Chicago o de cualquier ciudad. Obtendrá una mejor tasa de cambio y no tendrá que correr a cambiar dinero a la llegada para las propinas y los taxis.

Lleve una Biblia. Podría llegar a conocer y apreciar este libro maravilloso en un vuelo largo. Hasta podría tener que recurrir a él.

Si viaja con su pareja, evite las discusiones camino al aeropuerto. Por alguna razón las relaciones se tornan frágiles cuando uno está por viajar.

No ponga objetos personales o documentos en el bolsillo frente a su puesto. Tienden a quedarse ahí cuando usted se baje del avión. Es más fácil que se pierdan las cosas después de un vuelo largo cuando uno está un poco atontado.

Lleve papel higiénico. A su edad, uno nunca sabe cuándo pueda necesitarlo ni dónde. En Egipto tuve una emergencia. El pánico me llevó a pensar en una tumba abierta, pero resultó que un baño en el desierto no era un espejismo y que tenía tubería que no se remontaba a Ramsés II.

No beba agua de la llave sino en su casa. Si no hay disponible agua embotellada, tome cerveza local. Respecto a India, las islas tropicales y otros lugares donde la comida puede ser de origen dudoso, limítese a los platos cocidos y a las frutas que deben pelarse (bananos, piña, etcétera), pero lávese las manos después de desechar la cáscara. Evite los helados, el queso y otros lácteos.

Los países del Tercer Mundo se recomiendan solamente a aquellos de temperamento imperturbable, estómago de hierro y tendencias sadomasoquistas. De todas maneras, vaya alguna vez, por la aventura y la diversión.

Italia es especialmente hospitalaria con los norteamericanos y uno podría vivir allá felizmente para siempre, especialmente con una esposa italiana. Sin embargo, tenga cuidado con su tendencia a engordar. La pasta ha destruido más de un romance maravilloso. Alemania puede ser una sorpresa, especialmente Hamburgo, esa ciudad hanseática con unas de las mujeres más bellas de Europa y una comida excelente. Las mujeres alemanas son cálidas y adoran a los hombres mayores. Munich también está bien, pero Berlín es todavía grave y gris, sin el abandono de aquellos años durante los que Christopher Isherwood escribió sus *Historias de Berlín*.

¿Qué puede decir uno de París que Cole Porter no haya dicho ya? Porter amaba París cuando lloviznaba y bullía. Es una ciudad imposible, vana e indiferente, como una mujer que ha sido adorada demasiado tiempo. París es voyeurista. Todo el mundo mira. Si yo estuviera solo a mi edad, viviría en París, donde los hombres nunca son demasiado viejos para amar. Y llevaría dinero. Las mujeres francesas que he conocido husmean a un hombre con plata tan fácilmente como sus perros husmean una libra de carne roja. Son *chic* y graciosas y maravillosas, y bien valen el oro de un anciano.

Londres es especialmente adecuada para quienes extrañan la buena educación y los formalismos del pasado. El sistema de clases está vivo y goza de buena salud. En cuanto a las mujeres inglesas, ya no son simplonas. Así como la comida londinense, las mujeres británicas han mejorado considerablemente en los años de posguerra, y las hijas de la "guerra relámpago" son atractivas y elegantes. Lo mejor de todo es que, a diferencia de sus contrapartes parisienses, pueden ser extremadamente románticas porque todavía son algo ingenuas. No son tan sexy-terrenales como las alemanas o escandinavas, pero son muy inteligentes.

Aun con toda esta información, es posible que usted no se aventure a viajar al exterior. Pero antes de decidir que no hay como el propio hogar, le aconsejo que mire hacia otros lados. Como mínimo podrá encontrarse a sí mismo.

Capítulo XVI

POPURRÍ

Muchos de nosotros nos volvemos un dolor de cabeza a medida que envejecemos.

Hace años mi esposa y yo visitamos a Jean Paul Getty en su mansión de Sutton Place en las afueras de Londres. Estábamos allí porque el hombre más rico del mundo necesitaba que mi mujer le diera consejos acerca de las mujeres.

"¿Por qué", preguntó, "tendré tanta dificultad para establecer una relación armoniosa con una mujer?"

Mi esposa le respondió con otra pregunta.

"¿Por qué, señor Getty, insiste usted en asociarse con mujeres que tienen la tercera parte de su edad?

El señor Getty respondió lentamente: "Porque, señora Brown, las mujeres mayores son demasiado difíciles".

Y los hombres mayores también.

Algunos de ellos tienden a hablar y hablar de cómo todo era mejor antes. Aburridor.

Muchas personas mayores divagan interminablemente hasta que su público atrapado está listo para matarlo. Sea breve y ágil (pero nunca brusco).

Repetir las mismas historias no las mejora. Monitoree su utilización y abandónelas después de unas semanas.

Usted se enfada a menudo. No sabe con quién. Y esto se manifiesta en brotes de mal genio. Evite volverse combativo, argumentativo o dogmático.

La rigidez es un rasgo poco atractivo del envejecimiento. Guárdesela para el rigor mortis. Aprenda a decir "¿por qué no?", en lugar de "¿por qué?"

Use la moda actual. Déjeles el desarreglo a los jóvenes y adopte la nueva elegancia. Sea exigente, pero no quisquilloso.

No se demore horas alistándose para salir. Usted se sorprenderá de lo rápido que se puede mover si lo intenta, y es buen ejercicio.

ASUNTOS PENDIENTES

Para volverse más resistente, reflexione acerca de las cosas que no ha hecho, sobre los asuntos pendientes en su vida. He aquí una breve lista de control. Quizá usted pueda hacer algunas de estas cosas:

Enamórese de nuevo. Usted está seguro de que eso no es posible, pero sí que lo es. El amor maduro (con una atractiva mujer de su edad) es menos exigente que un amor joven pero igualmente emocionante.

Experimente el peligro. Cuando yo tenía casi 70 años de edad tomé mi primer viaje en globo aerostático con Malcolm Forbes. En el contexto de una apuesta, mi esposa decidió nadar con los delfines en el acuario de Nueva York.

Visite la casa donde pasó su niñez. Yo caminé por las habitaciones que conocí de niño. Los dueños actuales estaban fascinados con mis historias —no demasiado largas— sobre lo que significaba vivir en Long Island en la década de los años 1920. Me mostraron los soldaditos de plomo que yo había enterrado allí hace más de sesenta años.

Llame a un viejo amor e invítela a almorzar. Yo llevé a la mujer que me rompió el corazón hace medio siglo a almorzar a un viejo sitio de reunión en la península de

San Francisco y la devolví antes de que el marido llegara de la oficina.

Aprenda a tocar piano.

Viva en París mínimo seis meses.

Empiece estudios universitarios, o termínelos.

Aprenda griego.

Visite las tumbas de sus padres, llevando flores, y
piense en ellos por al menos una hora, sentado tranqui-
lamente arriba de ellos.

Haga algo que le transforme la vida a una persona o a
una familia que lo necesite, sin que ellos sepan que usted lo hizo.

Compre un cuadro que ame, sin importar que el artista no sea conocido.

Cambie su testamento para favorecer a alguien que
usted ama.

Verdades verderas

A veces creo que las lecciones cósmicas de la vida se aprenden fácilmente mientras que las lecciones menores no. He aquí algunas de mis verdades verdaderas. Sin duda usted podrá agregar algunas de las suyas.

Las malas noticias rara vez se exageran y los primeros informes de un desastre son siempre confiables.

A buen entendedor con pocas palabras basta.

Tal como dice uno de los personajes de la película *El golpe*, la venganza es para los bobos.

Quienes no creen en uno no cambiarán de parecer cuando uno sea exitoso.

Una mujer que frunce los labios no aprobará el trago, los cigarrillos o las formas más inventivas de hacer el amor.

La actitud de un hombre hacia su dinero indica la mezquindad o generosidad de su espíritu.

Las mujeres que menos lo parecen son las amantes más explosivas.

El valor de un hombre se juzga mejor por lo que haga cuando no tiene dinero.

Es probable que los malos sueños sean más el resultado de quesos fuertes que de culpas reprimidas.

La tristeza más penetrante no reside en envejecer sino en madurar.

Los hijos tienen una mayor influencia en el comportamiento de los padres que los padres en el de los hijos.

Un contrato en el cual han trabajado habilidosos abogados durante meses no cubrirá los puntos precisos que usted necesitaba que cubriera.

Los hijos pueden hacer envejecer a un adulto más rápido que diez años de cárcel. Los padres pueden tener el mismo efecto sobre los hijos.

Cuanta más atención le preste un ejecutivo al estilo de vida y a las comodidades, menos atención le presta a los beneficios.

Regirse por lo que los demás piensan de uno rara vez nos merece su respeto, ni el nuestro.

La búsqueda de la riqueza sin tener en cuenta los límites de la necesidad personal o la meta de una sociedad más compasiva es gula sin sentido.

Nunca es tarde para la buena suerte

Usted puede hacer su suerte. "¿Sabes lo que es la suerte?", pregunta Stanley Kowalski en la obra *Un tranvía llamado deseo* de Tennessee Williams. "La suerte consiste en creer que uno tiene suerte. Acuérdate de lo de Salerno. Yo creía en mi suerte. Yo creía que cuatro de cinco no lo lograrían pero que yo sí... y lo hice. Yo creo en esa regla. Para mantenerse adelante en esta competencia feroz, hay que creer que uno tiene suerte".

La clave de la suerte es tener un espíritu optimista.

La talentosa actriz Ruth Gordon le atribuía su éxito en la vida y su longevidad a la regla siguiente: "Nunca se dé por vencido; y nunca, en ninguna circunstancia, sea como sea: *jamás* afronte los hechos".

Yo siempre he creído que una cierta ingenuidad —inocencia, si se quiere— lo prepara a uno para la suerte.

Estaba acercándome a los 60 años de edad cuando hice dinero por primera vez. En mi negocio —las películas— se creía que cualquier persona mayor de 40 años de edad era un dinosaurio y que, por tanto, estaba extinto.

Dos veces durante la década de mis cincuenta estuve sin trabajo, un antiguo alto ejecutivo reducido a vivir del seguro de desempleo y a repartir hojas de vida. Me

aterraba la idea de depender de una esposa que trabaja-
ba. Por más exitosa que fuera, ella dependía emocional-
mente de mí. Lo que me salvó fue mi resistencia infantil
a afrontar los hechos, para decirlo con palabras de Ruth
Gordon.

En mi vida personal, tenía todos los rasgos de un perdedor: mal organizado (en realidad, descuidado), producto de una niñez infeliz, inseguro en lo emocional, tan
hambriento de afecto que me habría casado (y de hecho
lo hice) con cualquier persona que mostrara el mínimo
interés.

Entonces, ¿cómo fue que conocí y me casé con una
de las mujeres más talentosas, y, creo yo, más hermosas
del mundo?

Me vi atraído físicamente por Helen. Podría haber tenido la capacidad mental y disposición de un monstruo
Gila, y aun así habría seguido loco por ella.

Fue pura y simple suerte haberme enamorado de una
mujer brillante, dedicada, saludable y talentosa... sin
saber que ella poseía esas cualidades. Aun así, ¿habría
sucedido si —después de dos matrimonios fracasados—
todavía no me sintiera afortunado?

No todos los que se creen afortunados lo son. El cáncer ataca. Los corazones se detienen. Los aviones se es-
trellan. Los seres queridos mueren. Podría sucederme a
mí después de escribir estas palabras. Pero no importa.
Si usted cultiva el arte de sentirse afortunado, tendrá
una mejor posibilidad de recibir las bendiciones de la
suerte. Nunca es tarde para la suerte.

La suerte es una dama. Si ella cree que usted está in-
teresado, vendrá a usted. Pero ella no resiste a los negativos. Sólo responde a la receptividad y a la fe. En realidad
la suerte no es más que una visión afirmativa de la vida,

la creencia en los milagros. Y si usted realmente cree, entonces podrá tener una vejez triunfante, y afortunada.

HECHOS

Algunas cosas de la vida no pueden cambiarse. En lugar de estrellarse la cabeza contra lo invencible o irresoluble, aléjese.

Si usted noha tenido suerte con los hijos —algunos de los cuales sí llegan a convertirse en bestias— debe divorciarse de ellos o permanecer casado con sus exigencias interminables. No deje que los pequeños encantos lo hagan sentir culpable. Ser padre no es una condena a muerte. Si se trata de su vida o la de ellos, escoja la suya. La vida de ellos sobre la Tierra es más larga.

Algunas personas son tóxicas. Envenenan con su presencia e incluso con el timbre de su voz. Tengo amigos que conozco hace años pero que en verdad nunca me han gustado. No entiendo por qué seguí en contacto con ellos. Quizá era como una mala relación amorosa… intolerable pero irrompible. Desencadénese de aquellos que le disgustan por la razón que sea. La separación vale la pena.

Evite a los presumidos y sábelotodos. Qué aburrimiento estar con un fanfarrón con aire de superioridad. Siempre puede hacerlo mejor, ya lo sabe, estuvo allí antes que usted, y así sucesivamente. No discuta. Retírese.

Uno tiene que vivir con el tamaño de su pene, la calvicie, lo torpe de su andar, la forma de su cabeza. ¿Y qué, si uno nunca se moverá como una gacela? Walter Duranty, un gran corresponsal extranjero del decenio de los años 1920, le dijo a un periodista cuya pierna había sido aplastada: "Piénselo así. Los estadistas preguntarán ¿quién era el tipo con la pierna coja que hizo la pregunta inteligente?" Haga de aquello que no puede ocultar su rasgo distintivo.

Algún día se le perderán las preciosas mancuernas de su abuelo. El jarrón Ming se despedazará a sus pies. Le robarán la billetera donde lleva la licencia de conducción, las tarjetas de crédito y cantidades de efectivo. Tome estas cosas como desastres. Una vez mi esposa soltó un arete de diamantes antiguo por el inodoro y perdió el otro en un taxi de San Francisco. Pero hay peores desastres en la vida. La muerte, la enfermedad. Olvídese de lo que puede remplazarse.

Mi esposa no está de acuerdo pero creo que el carácter o la falta de éste se puede apreciar en la cara. Así como el odio. Hay hermosas, amables y graciosas caras feas, así como aterradoras, frías y crueles caras hermosas. Con el tiempo uno se ve como aquello en que se ha convertido, así haya empezado como un niño hermoso.

Usted prestará dinero que no le devolverán. Alégrese. Una deuda sin pagar es un seguro contra tener que prestar más. Niéguese llamando la atención sobre la deuda no pagada.

Quienes son más cercanos a uno —la esposa, los hijos, los padres— son a veces los más difíciles de convencer de algo. Un conocido, un transeúnte o un extraño ejercerán más influencia sobre ellos.

Es mejor no discutir las discusiones. El placer de regañar a alguien o dejar estallar la ira no vale la ira. Shakespeare lo entendió bien: "Aquellos a quienes se convence en contra de su voluntad siguen teniendo la misma opinión".

Prefiero confiar y luego saber que me he equivocado a ser regido por la sospecha. Es desagradable estar rodeado de quienes cuestionan cada motivo y cada acción y generalmente están errados.

Aléjese corriendo, no caminando, de los encuentros con personas irracionales u obsesivas. El error consiste en hablarles como si fueran cuerdas.

No espere que nadie cambie. Las personas generalmente se vuelven peores o, en el mejor de los casos, siguen siendo lo que eran. Y dicho sea de paso, eso rige también para usted, y para mí.

Los once mandamientos para conservarse joven

Resumiendo, he aquí lo que deberá hacer y lo que no deberá hacer según la *Guía de Brown*... un plan de vida para mantenerse joven extraído de los capítulos que usted acaba de leer.

1. *No jubilarse.* Mátese trabajando, es la única forma de vivir. Haga esperar a los jóvenes que están pisándole los talones o encuentre un trabajo en otra parte. La sucesión es para los cobardes.

2. *Enredarse* (o piense en la posibilidad). ¿Renunciar al sexo? ¿Están locos? El rigor mortis, la erección final, es preferible. Revise las instrucciones anteriores (*vea* el capítulo dos) sobre cómo atraer a numerosas mujeres mayores. (Siempre las mejores).

3. *Casarse, aunque* (para bien, no para mal). El vínculo matrimonial tiene sus compensaciones: el vínculo no es una de ellas. Abandone a la compañera equivocada y sálvese. Las mujeres mayores son mejores esposas y son más excitantes sexualmente. La mujeres jóvenes son malas en la cama pero no suficientemente malas, y además son malas para su salud. (Observación de

Ben Franklin). La guerra es un infierno, pero el divorcio es peor, al comienzo. Más adelante puede ser una de las mejores cosas que uno haya hecho.

4. *Honrar el cuerpo*. Obtenga una tercera, cuarta o quinta opinión antes de considerar la cirugía. Su próstata exige actividad sexual. Úsela o piérdala. Nunca beba cuando esté cansado, tenso o furioso. Las cinco prohibiciones del gurú de las estrellas de Hollywood: nada de trago; nada de sal; nada de azúcar; nada de grasa; nada de carne roja. Usted puede prolongar su vida matándose de hambre, pero coma suficiente para rellenar las arrugas de la cara. Llénese de verduras con hojas (repollo, coles de Bruselas) e ingiera de 25 g a 35 g de fibra al día.

5. *No morir antes de tiempo*. No hay que temerle a la muerte. Como Malcolm Forbes, usted puede *vivir* hasta que se muera, a veces estrepitosamente. Consuélese con las palabras de William Hazlitt: "Hubo un tiempo en el que no éramos; eso no nos preocupa; entonces, ¿por qué debería preocuparnos el que llegará un tiempo en el que no seremos más?"

6. *Cuidar el dinero*. El mejor consejo acerca del mercado accionario es vender cuando todos están comprando y comprar cuando todos están vendiendo. No invierta en compañías en las que sería feliz como empleado. Probablemente estén regalando demasiado. Ser generoso con las propinas puede prolongarle la vida al reducir el estrés. Cásese con una mujer tacaña, y luego refórmela. Los médicos, en especial los psiquiatras, son los peores consejeros de inversiones. No trate de

vivir más que su dinero. Si usted está quebrado vivirá para siempre. Si es rico, morirá mañana. Para confundir al destino, viva bien, pero poco a poco.

7. *No olvidar*. Cuando no recuerde un nombre, recite el alfabeto para ver si alguna de las letras le sugiere un apellido. Vuelva a recorrer sus pasos cuando haya perdido algo de valor. Lleve listas dobles de compromisos para cotejarlas. Nunca mire fijamente a alguien cuyo nombre no recuerde, eso no ayuda. Si se ve atrapado y le toca saludar finja que recuerda.

8. *Pensar positivamente*. Nada prolonga más la vida que una actitud positiva. Tenga en cuenta el consejo de la actriz Ruth Gordon: "Nunca se dé por vencido; y nunca, en ninguna circunstancia, sea como sea: *jamás* afronte los hechos". Si usted cree en la suerte, lo más probable es que la tenga.

9. *Ser exitoso*. El éxito no consiste tanto en hacer lo que uno quiera como en querer lo que uno hace. Un hombre exitoso es amado por sus hijos, quienes lo han hecho sentir orgulloso de ellos. Un hombre exitoso es aquel que hace su trabajo maravillosamente y ejerce pleno control sobre su vida y su trabajo. Un hombre exitoso es aquel que muere en su casa mientras duerme después de una vida plena. El éxito es aquello que lo hace sentir bien a usted y a los demás. Cualquier cosa que lo haga sentir mal a usted o a los otros es un fracaso.

10. *Viajar.* No sólo amplía los horizontes sino que prolonga la vida. Un avión puede ser mejor (y más ba-

rato) que un psiquiatra. Los viajes permiten ver los problemas en perspectiva. Si se pierde en el mar, se podrá encotrar a sí mismo. (La brisa salada es un afrodisiaco). Los placeres especiales de las mujeres extranjeras: viva felizmente con una mujer italiana, cálidamente con una alemana (les *encantan* los hombres mayores), extravagantemente con una francesa (son capaces de husmear a un hombre rico tan fácilmente como sus perros husmean la carne roja), y sensualmente con una inglesa (¿sorprendido?).

11. *No desear.* Lo cual quiere decir que usted no deseará rodearse de quejumbrosos, locos, fastidiosos, lloriqueantes y otras pestes similares. Borre de su agenda a quienes le amargan la vida. Usted vivirá más sin ellos. Hágalo. Deshágase de ellos. Sea despiadado. Ellos lo son.

Fragmento de *Pygmalion* de Bernard Shaw. Utilizado con autorización de The Society of Authors en nombre de los Herederos de Bernard Shaw.

Fragmento de *Good Nutrition for the Good Life* del Dr. Linus Pauling, junio de 1974, actualizado en agosto de 1979. Utilizado con autorización de Engineering and Science, California Institute of Tehcnology.

Fragmento de "At Large: Friendships" de Wilfrid Sheed. GQ. Marzo de 1986. Copyright©1986 por Condé Nast Publications Inc. Cortesía de GQ.

Fragmento de "Do not go gentle into that good night" tomado de *Poems* de Dylan Thomas. Copyright©1952 por Dylan Thomas. Reimpreso con autorización de New Directions Publishing Corporation.

Fragmento de *A Streetcar Named Desire* de Tennessee Williams. Copyright©1947 por Tennessee Williams. Reimpreso con autorización de New Directions Publishing Corporation.

Fragmento de "Where Are the Customers' Yachts? de Fred Schwed. Reimpreso con autorización de John Magee, Inc.

Cita de T.S. Eliot tomada de *Time*, edición de octubre 23 de 1950. Utilizada con autorización.

Cita de *On Staying Power* de Isaac Asimov. *Barron's*, mayo de 1986. En un aviso de publicidad colocado por Panhandle Eastern Corporation. Utilizada con autorización.